늙지 않고, 살찌지 않고, 병 걸리지 않는 비법

호르몬 건강법

늙지 않고, 살찌지 않고,
병 걸리지 않는 비법

호르몬 건강법

이석 감수 | 전나무숲 편저

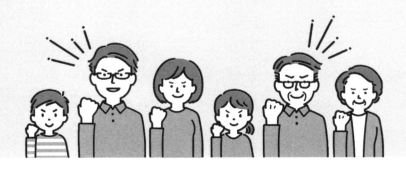

전나무숲

젊고 건강한 삶의 조건,
호르몬 균형

우리 몸은 복잡한 도시와 같다. 도시에서는 다양한 사람들이 관계를 이루면서 서로 영향을 주고받으며 산다. 내가 다른 사람의 삶에 도움이 되기도 하고 다른 사람의 도움을 받기도 한다. 출근길에 깨끗한 보도블록 위를 걸을 수 있는 건 밤새 더럽혀진 길을 청소해주는 미화원 분들의 수고 덕분이고, 난 열심히 일해 세금을 냄으로써 깨끗한 길을 누리는 동시에 미화원 분들의 수고를 지지해주고 있는 것이다.

이 일뿐인가. 우리가 살고 있는 도시는 수많은 교통망과 인터넷망, 위성 및 통신망으로 연결되어 있고, 그 복잡한 연결이 생산성과 효율성을 극대화해 도시를 건강하고 견고하게 발전시킨다.

우리 몸은 이런 도시와 비교할 수 없을 정도로 훨씬 더 복잡한 관계망을 통해 서로를 보완하고 견제하면서 유지되고 있다. 이러한 유지를 위한 능력을 '항상성'이라고 한다. 우리 몸에서 항상성을 제어하는 곳은 두뇌이며, 실제로 일을 해 항상성을 유지하는 체계는 '호르몬'이다.

호르몬은 우리 몸을 젊고 건강하게 유지하는 데 없어서는 안 될 중요한 체계다. 호르몬이 없다면 우리 몸은 제대로 기능할 수 없다. 호르몬은 체내 각 세포와 장기의 본래 기능을 유지하도록 돕고, 외부 환경의 변화에 대응하며 각 기관이 제대로 기능할 수 있게 도와준다. 즉 체내 세포와 장기들의 생리적 기능을 조절하는 역할을 한다. 하지만 이러한 호르몬의 기능은 20세를 지나면서 서서히 저하된다. 그러므로 젊고 건강하게 살려면 호르몬 균형을 유지하는 것이 무엇보다 중요하다.

　호르몬은 알맞은 시기에 알맞은 양이 분비되어야 한다. 즉 호르몬은 부족하거나 과하게 분비돼도 안 되고, '균형'을 이뤄야 기능이 원활해진다. 호르몬은 몸뿐만 아니라 정신 건강에도 영향을 미치기 때문에 호르몬 균형이 무너지면 우리 몸과 마음에는 질병이 깃들고, 대인관계는 물론 정상적인 생활도 힘들어진다.

　안타까운 점은, 우리는 지금 호르몬의 기능을 저하시키는 환경에서 살고 있다는 것이다. 지속적인 스트레스, 대기오염, 환경호르몬에 대한 무방비적 노출, 탄수화물(특히 단당류) 및 가공식품의 과잉 섭취와 운동 부족, 농약 사용 및 여러 화학적 처리로 오염된 먹거리, 수면 부족 및 인공 빛의 과다 노출 등은 정상적인 호르몬 대사를 방해해 호르몬이 부족하거나 과도한 상태로 만든다.

　그렇다면 어떻게 해야 호르몬 균형을 이뤄 젊고 건강하게 살 수 있을까? 무엇보다도 호르몬에 대해 제대로 이해하는 것이 중요하다. 호르몬이 무엇인지, 우리 몸의 어느 기관에서 분비되어 어떤 작용을 하는지부터 알아야 한다. 더 나아가 어떻게 하면 호르몬 균형을 유지할 수 있고, 그것을 위해 우리가 할 일은 무엇인지를 알고 실천해야 한다.

　다행인 것은 호르몬 균형이 깨졌더라도 우리의 노력 여하에 따라 다시 호르몬 균형을 찾을 수 있다는 점이다. 너무 늦게 자거나 밤낮이 바뀌는 생활을 하고, 달고 기름진 식사를 하고, 운동을 하지 않고 술을 많이 마시며 스트레스에 시달리는 생활을 하는 등 호르몬의 정상적인 분비와 균형을 깨뜨리는 요인들을 개선하는 것이다. 그런 점에서 이 책은 우리에게 상당한 도움을 줄 것으로 확신한다.

건강은 나 자신에게는 당연히 중요한 것이고, 큰 틀에서는 이 사회와 국가 그리고 인류를 유지하는 데도 중요하다. 기능의학에서 자주 인용되는 문구인 'Think globally, Act locally'는 우리의 건강을 위해 그리고 인류를 위해 어떻게 건강을 유지하고 지켜내야 하는지를 생각하게 한다. 이 책을 통해 많은 분이 건강을 유지해 인류의 유지에 이바지하는 작은 발걸음을 내딛기를 바란다.

_ 이 석

호르몬을 제대로 알아야
건강을 지킬 수 있다

인간은 홀로 존재할 수 없다. 일에서도 관계에서도 다른 이들과 끊임없이 접촉하면서 도움을 주고받으며 살아가야 한다. 이 과정을 통해 '사회적 동물'로서의 인간이 완성되고 온전한 자아실현이 가능해진다. 이를 위해서는 무엇보다 소통이 필요하다. 의견을 전달하고, 서로를 이해하고, 계획을 세워 행동으로 옮겨야 무슨 일이든 이루어나갈 수 있다.

우리 몸이 건강을 유지하기 위해 기능하는 전반적인 과정 역시 마찬가지이다. 두뇌와 각 장기, 근육·뼈·혈액·체액·미생물이 끊임없이 도움을 주고받으며 건강을 유지한다. 이렇게 서로 협력하고 교류하기 위해서는 각 기관들의 특정한 의사소통 방식이 필요한데, 인간의 의사소통 도구는 언어이지만 체내에서는 호르몬이 그 역할을 한다.

호르몬은 몸의 내부와 외부 환경의 변화에 민감하게 반응하면서 우리 몸을 안전하게 만드는 데 기여한다. 날씨가 춥거나 더울 때도 있고, 에너지를 많이 사용할 때도 있으며, 스트레스를 받을 때도 있다. 또 배가 고프거나 피곤할 때도 있다. 이 모든 변화에 맞춰서 호르몬은 재빠르게 몸의 각 기관에 알맞은 명령을 내린다. 위험한 상황이 닥쳤을 때는 아드레날린을 분비해 도망가게 하거나 맞서 싸우게 하고, 육체적 에너지가 다했을 때는 멜라토닌을 분비해 휴식을 취하고 잠들게 한다. 에너지가 부족하면 그렐린을 분비해 음식을 섭취하도록 만든다.

인간은 모든 상황을 자신이 지배하고 통제한다고 생각하지만,

우리 몸의 내부로 눈을 돌리면 모든 것을 지배하는 것은 다름 아닌 '호르몬'이다.

호르몬은 때로 우리의 이성과 의식을 뛰어넘는 힘을 발휘하도록 만든다. 상상도 못 할 괴력이 솟구치게 하는가 하면, 상처가 나서 피가 흘러도 통증을 못 느끼게 만들기도 한다. 또 성장과 노화에 관여하고, 남성을 남성답게 여성을 여성답게 하며, 임신과 출산에도 영향을 미친다.

호르몬의 영향력이 이렇게 막강하다는 것은, 반대로 호르몬 균형이 깨질 때는 그만큼 파괴적인 영향을 미친다는 의미이기도 하다. 호르몬이 정상적으로 분비되지 않으면 우리 몸은 급속도로 쇠약해지고 건강이 무너진다. 또 아무리 먹어도 포만감을 느끼지 못해 몸은 뚱뚱해지지만 세포에는 영양분이 제대로 공급되지 않을 수 있다. 잠을 푹 자지 못해서 몸 상태가 최악이 되기도 하고, 작은 스트레스도 견딜 수 없게 된다.

더 놀라운 사실은 호르몬이 몸뿐만 아니라 정신 상태도 좌우한다는 것이다. 예를 들어 암이 발병했다고 두뇌에 문제가 생기지는 않는다. 괴롭고 절망적일 수는 있어도 이로 인해 기억력이 나빠지지는 않는다. 하지만 호르몬 분비에 이상이 생기면 두뇌에 영향을 미쳐 인지 기능이 떨어지고 알츠하이머나 치매에 걸릴 수 있다.

결과적으로 호르몬에 대해 제대로 알지 못하면서 건강을 지키겠다는 것은 달걀을 던져 바위를 깨겠다는 것과 같다.

호르몬은 우리가 아침에 눈을 뜨면서부터 늦은 밤까지, 심지어 수면 중에도 분비된다. 먹고, 일하고, 쉬거나 놀 때, 즐겁거나 우울할 때도 분비되어 우리 몸에 큰 영향력을 행사한다. 따라서 건강을 지키기 위해서는 반드시 호르몬에 대해 알아야 한다. 호르몬에 대해서 TV 건강 관련 프로그램에서도 자주 다루지만 이는 단편적인 정보일 뿐이어서 우리가 통합적인 지식을 쌓기는 쉽지 않다.

이 책은 건강의 시작과 끝이라고 할 수 있는 호르몬에 관해 체계적이고 알기 쉽도록 기술했다. 호르몬에 대한 핵심 지식 중에서도 꼭 필요한 내용만을 골라 부담스럽지 않은 분량으로 일러스트와 함께 담았다. 이 책을 통해 호르몬이 무엇인지, 우리 몸에서 어떤 작용을 하는지, 호르몬 분비의 과잉과 결핍의 원리 등을 알고 한층 활기차고 건강한 생활을 할 수 있기를 기원한다.

_ 전나무숲

차 례

PART 1 몸 건강부터 정신 건강까지, 놀라운 호르몬의 작용

PART 2 성장과 발육, 건강을 책임지는 호르몬

PART 1

몸 건강부터
정신 건강까지,
놀라운 호르몬의 작용

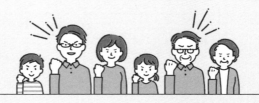

우선 호르몬이 무엇인지, 우리 몸의 어느 기관에서 분비되는지,
어떤 작용을 하는지부터 파악하자.
호르몬은 눈에 보이지 않을 정도의 극소량이 분비되지만,
특정 세포나 장기로 흘러가 신호를 전달함으로써
신체적인 반응은 물론 정신적인 반응까지 조절한다.
특히 감정과 밀접한 관련이 있다. 감정이 극단으로 치달을 때도,
반대로 평온하고 안정적일 때도 호르몬이 활약을 한다.
이와 같은 호르몬에 관한 기초 지식은 호르몬 균형을 유지해
활기찬 몸과 마음을 만드는 초석이 된다.

호르몬은
우리 몸속의 와이파이

호르몬(hormone)이란 용어를 많이 들어왔을 것이다. 하지만 호르몬이 무엇인지를 구체적으로 아는 사람은 그리 많지 않다. 현재까지 의학적으로 알려진 호르몬의 종류는 약 3,000~4,000가지이지만, 그 작용과 역할이 파악된 호르몬은 100여 가지에 불과하다. 그만큼 호르몬은 인간에겐 여전히 '미지의 세계'이다.

더구나 호르몬은 밀리그램(mg) 단위로 분비되는데 1mg은 0.001g으로, 눈으로는 거의 알아볼 수 없을 정도의 극소량이다. 이렇게 적은 양이지만 적정량에 조금이라도 못 미치거나 넘치면 우리 몸은 대혼란에 빠진다.

체내에 있는 유선전화와 와이파이

 'hormone'이라는 단어는 '불러일으키다, 자극하다, 흥분시키다'라는 의미의 그리스어 'hormaein'에서 유래했다. 어원만 봐도 호르몬은 무언가 기존에 없던 새로운 역할이나 기능을 끌어내는 것이라고 유추할 수 있다.

 호르몬의 의학적인 정의는 '몸의 내분비샘에서 합성·분비되어 혈액 등의 체액을 통해 몸속 여러 기관으로 운반된 뒤 각 기관들이 제대로 기능할 수 있게 도와주는 화학물질'이다. 이는 호르몬이 체내 장기들의 생리적 기능을 조절하는 역할을 한다는 의미이다. 그러나 그 기능은 20세를 지나면서 서서히 떨어진다. 호르몬의 기능이 극도로 떨어지거나 균형이 무너지면 우리 몸은 빠르게 노화하고 쉽게 질병에 걸릴 수 있다.

 우리 몸에는 두뇌와 간, 위, 췌장, 대장, 신장, 부신 등 많은 장기가 존재한다. 이들은 각각 고유의 기능을 수행하지만, 전체적으로 보면 우리 몸은 '하나'여서 각 장기들은 필요에 따라 서로에게 신호를 보내 소통하고 함께 일한다. 사람들이 마주 보고 대화하거나 전화기로 통화나 문자를 주고받으며 의사소통을 하는 것과 유사한 과정이 존재하는 것이다.

우리 몸은 체내 항상성을 유지하기 위한 두 가지 소통 시스템을 가지고 있다. 바로 신경계와 호르몬을 분비하는 내분비계이다. 강남세브란스병원의 안철우 교수는 신경계를 '유선전화'에, 내분비계를 '와이파이'에 비유한다. 유선전화는 빠르게 의사 전달이 가능하다는 장점이 있지만, 통신선이 들어가지 않은 지역에 있는 사람과는 통화할 수 없다는 한계가 있다. 신속하게 의사소통을 할 수는 있지만 전 지역에서 사용하기는 힘들다. 반면 와이파이는 비록 신호가 약해서 데이터 전송 속도가 느릴 수는 있지만 광범위한 지역으로 전달이 가능하다.[1]

신경계는 '신경세포(뉴런, 글리아세포)'를 통해 서로 의사소통을 한다. 그중에서도 뉴런에서 뻗어나온 신경섬유(축삭돌기)를 통해 직접 서로 연락한다. 마치 통신선을 통해 의사를 주고받는 유선전화와 유사하다. 신경섬유 다발을 신경이라고 한다.

신경계 중 말초신경계의 하나인 자율신경계는 내장과 혈관, 호흡 등을 제어해 몸의 기능을 정상으로 유지하는 신경군이다. 자율신경계는 무의식적으로 작용하기 때문에 자신의 의지로 조절할 수 없다. 자율신경계는 몸이 깨어 있을 때 작용하는 교감신경계와, 주로 자고 있을 때 작용하는 부교감신경계로 나뉜다.[2]

반면에 내분비계는 신경섬유가 아닌 호르몬을 분비해 소통한다.

즉 호르몬이 혈액 등의 체액을 타고 '특정 세포나 장기'로 흘러 들어가 서로 연락을 한다. 마치 광대역 와이파이처럼 작동해 멀리 있는 세포에까지 신호를 전달한다. 여기서 특정 세포나 장기란, 해당 호르몬을 받아들이는 '수용체(receptor)'가 있는 세포나 장기를 말한다. 호르몬은 해당 호르몬의 수용체가 없는 세포나 장기에는 아무런 영향을 미치지 못하고 반응도 하지 않는다. 즉 호르몬은 해당 호르몬에 대한 수용체를 가지고 있는 '표적 세포와 표적 장기'에만 전달되어 작용한다.

이 두 가지 소통 시스템은 우리 몸에서 따로 작동하는 것이 아니라 서로 균형을 유지하며 작동해야 정상적으로 기능할 수 있다. 호르몬이 제대로 분비되고, 자율신경계가 균형을 이룰 때 각 세포와 장기들이 제 기능을 하고 또 항상성이 유지된다. 반대로 이 두 가지 소통 시스템이 제대로 작동하지 않아 균형을 잃으면 우리 몸의 항상성도 깨져 질병에 걸릴 수밖에 없다.

호르몬 균형 유지를 위한 특별한 방식

자율신경계의 교감신경계와 부교감신경계가 어느 쪽으로 치우

침없이 균형을 이뤄야만 면역 체계가 잘 작동되듯이, 호르몬 역시 부족하거나 과해서는 안 되고 알맞은 시기에 알맞은 양이 분비되어야 한다. 즉 호르몬 분비의 균형을 이뤄야만 호르몬 작용이 원활해져 건강이 유지된다. 예를 들어 배가 고플 때 식욕을 일으키는 그렐린이 배가 불러도 계속 분비된다면 우리는 끊임없이 음식을 먹게 될 것이다. 이런 상황을 막기 위해 우리 몸은 자체적으로 호르몬의 분비량을 조절하는 특별한 방법을 가지고 있다.

첫 번째는 '길항(拮抗)'을 통한 방법이다. 길항이란, 서로 버티고 대항하는 작용을 말한다. 특정 호르몬이 과잉 분비될 조짐이 보이면 그 반대 작용을 하는 호르몬을 분비해 균형을 유지한다. 예를 들어 몸의 에너지가 떨어지면 그렐린을 분비해 식욕을 높이고, 어느 정도 배가 차면 렙틴을 분비해 포만감을 느끼게 해서 그만 먹게 한다.

두 번째는 '수용체를 늘리고 줄이는' 방법이다. 호르몬이 분비되어도 그 호르몬을 받아들이는 수용체가 줄어들면 효과가 떨어진다. 과녁을 10개 두고 활을 쏘다가 과녁을 5개로 줄이면 명중되는 화살이 절반으로 줄어드는 것과 같다.

세 번째는 '호르몬을 만드는 원료를 줄이고 늘리는' 방법이다. 예를 들어 갑상샘 호르몬의 경우 원료인 아이오딘(요오드)의 양을

늘리거나 줄여서 갑상샘 호르몬의 양을 조절한다.[3]

호르몬의 작용과 분비량, 기능 조절 방법을 보면 우리 몸이 얼마나 신비로운지 느껴진다. 무엇보다 체내 세포나 장기들이 서로 신호를 보내 의사소통을 한다는 점이 신기하다.

호르몬은 우리가 의식하지 못하는 사이에 몸속에서 끊임없이 활동하며 각 세포와 장기가 제 기능을 하게 해 우리 몸이 항상성을 유지하도록 돕는다. 호르몬은 우리의 건강을 지키기 위해서 오늘도 열심히 소통하고 있다.

체내 세포와 장기들은 어떻게 의사소통을 할까?

체내에는 2가지 소통 시스템이 있다. 신경계와 내분비계다.
신경계는 신경섬유를 통해 신호를 전달하고,
내분비계는 호르몬을 분비해 '특정 세포나 장기'와 소통한다.
이 두 가지 소통 시스템이 서로 균형을 유지하며 작동해야
우리 몸이 항상성을 유지해 정상적으로 기능할 수 있다.

우리 몸의 2가지 소통 시스템

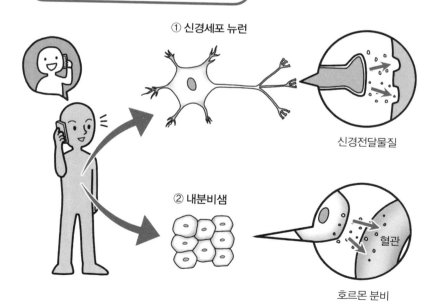

① 신경세포 뉴런

신경전달물질

② 내분비샘

혈관

호르몬 분비

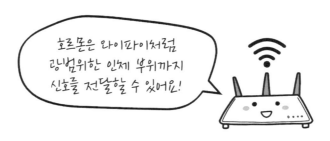

내분비계의 소통 방식

내분비샘에서 혈관 내로
호르몬을 분비한다.

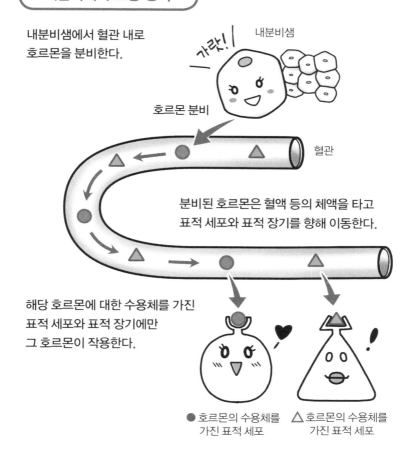

내분비샘

호르몬 분비

혈관

분비된 호르몬은 혈액 등의 체액을 타고
표적 세포와 표적 장기를 향해 이동한다.

해당 호르몬에 대한 수용체를 가진
표적 세포와 표적 장기에만
그 호르몬이 작용한다.

● 호르몬의 수용체를   △ 호르몬의 수용체를
  가진 표적 세포   가진 표적 세포

호르몬의 목적은
생명을 안전하게 지키는 것

앞에서, 호르몬은 체내의 각 세포와 장기들이 서로 의사소통을 하게 만드는 물질이라고 했다. 그런데 모든 의사소통에는 목적이 있다. 회사는 의사결정이라는 목적을 이루기 위해 회의를 하고, 서로에게 화가 나 있는 부부는 화를 풀고 평화로운 상태로 돌아가기 위해 대화를 한다. 체내 세포들과 장기들 간의 의사소통을 호르몬이 맡고 있다면 여기에도 특정한 목적이 있을 것이다. 그 목적은 무엇이고, 우리 몸에는 어떤 영향을 미칠까?

생명이 탄생할 때부터 생명 지킴이로 활약

호르몬의 목적은 생명이 탄생해서 죽음에 이르기 전까지 생명을 안전하게 지키는 것이다. 우선 여성이 임신을 하면 여성호르몬이 작동해 태아에게 필요한 에너지를 늘리고 임신이 유지되게 한다. 또 태어날 아기를 위해 임산부의 유방을 팽창시키고 젖샘의 발달을 유도한다. 이후 아기가 태어나면 아기의 몸속에서는 성장과 발육을 담당하는 호르몬이 분비되어 근육을 만들고 뼈를 성장시키고, 두뇌 작동도 원활하게 만든다. 아이가 사춘기에 접어들면 남성은 남성호르몬에 의해, 여성은 여성호르몬에 의해 2차 성징이 드러난다.

호르몬은 '항상성 유지'를 위해서도 노력한다. 항상성은 살아 있는 생명체가 환경의 변화에 대응해 체내 상태를 안정적으로 유지시키려는 작용이다. 예를 들어 우리 몸이 휴식을 취할 때 겉으로는 가만히 있는 것처럼 보이지만, 체내에서는 이 평온을 유지하기 위해서 호르몬들이 쉴 새 없이 일한다. 그 결과 혈액이 빠른 속도로 돌고 신장은 계속해서 노폐물을 걸러낸다. 혈액, 림프액, 조직액 등 체액의 분비량이 적절히 조절되면서 각 조직 세포에 산소와 영양분이 공급되고 노폐물은 배출된다.

호르몬은 체온 유지와 각종 세균의 박멸에도 도움을 준다. 생식 과정과 에너지 생산을 조절하는 것은 물론 외부 스트레스에 대처하는 강한 힘도 만들어준다. 또 세포가 원활히 대사하도록 돕고, 혈중 수분을 일정하게 유지시켜준다.

호르몬은 우리가 긍정적으로 일하는 데도 관여한다. 목표가 정해지면 그 목표를 향해 가는 과정에서 생기는 고통과 스트레스, 여러 불리한 여건을 이겨내고 성취하도록 도와준다. 좌절하거나 슬플 때는 마음의 안정을 되찾는 호르몬을 분비해 일정 정도의 정신적 안정을 도모한다. 춥거나 더울 때, 위험한 상황에 맞닥뜨렸을 때 등 돌발적인 상황에서는 외부 상황에 대응하는 호르몬을 분비한다.

한마디로 호르몬은 평생 우리를 지켜주는 파수꾼과도 같은 존재다. 우리 몸의 항상성을 유지하고, 정신적 안정을 되찾고 마음을 위로해준다. 호르몬이 얼마나 훌륭한 메신저인지 이해하겠는가.

생체시계에 따라 활약

그렇다면 호르몬은 언제 활발히 활동할까? 바로 우리가 생체시계에 맞춰 생활할 때다.

호르몬은 생체시계에 따라 활발히 활동한다. 아침에 일어나면 하루를 활기차게 보낼 수 있는 호르몬이 분비되고, 낮에는 적극적으로 일과 공부에 집중하고 활동할 수 있는 호르몬이 분비되고, 저녁이면 충분한 휴식과 숙면으로 낮에 쌓였던 피로와 스트레스를 회복하고 내일을 준비할 수 있는 호르몬이 분비된다.

만약 생체시계에 맞지 않는 생활을 지속하면 몸이 혼란에 빠져 혈액의 흐름이 정체되고 호르몬의 분비에 혼란이 생겨 세포들과 장기들이 제 기능을 하지 못하게 된다.

따라서 호르몬의 분비가 원활해지려면 생체시계에 맞춰 생활하는 습관이 무엇보다 중요하다. 그래야 호르몬의 분비와 분비량, 기능이 정상적으로 이루어져 우리 몸은 항상성을 유지하고 면역력을 높여 활기차게 살아갈 수 있다.

우리와 일생을
함께하는 호르몬

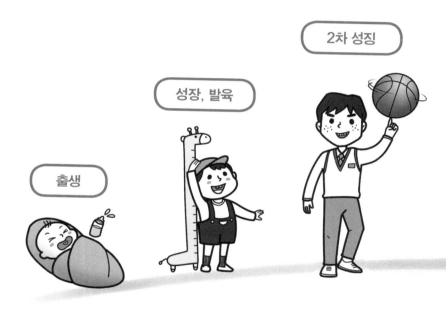

2차 성징

성장, 발육

출생

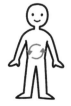

호르몬이 환경 변화에 대응해
체내 상태를 안정적으로 유지하려는 작용을
'항상성'이라고 한다.

호르몬의 목적은 생명이 탄생할 때부터
죽음에 이르기 전까지 우리의 생명을
안전하게 지키는 것이다.

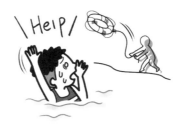

사랑, 결혼

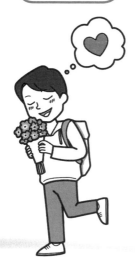

목표 성취

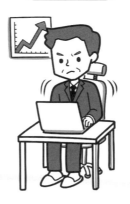

스트레스에 대응

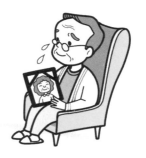

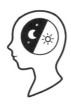
호르몬은 생체시계에 따라 작용하기에
호르몬의 균형을 유지하려면 생체시계에 따라
생활하는 것이 무엇보다 중요하다.

호르몬이 분비되는
대표적 내분비샘 10곳

호르몬은 내분비샘에서 분비되어 혈액 등의 체액을 타고 원하는 곳으로 이동해 명령을 내린다. 체내에는 대표적인 내분비샘이 약 10곳 정도 있다.

■ 송과샘 : 멜라토닌 분비

두뇌에 있는 송과샘에서는 멜라토닌이 분비된다. 멜라토닌은 밤에 잠자는 동안 분비되어 수면의 질을 높이고 면역력을 향상시킨다. 낮에 햇볕을 충분히 쐬면 멜라토닌 분비가 원활해진다.

■ 뇌하수체 전엽 : 성장호르몬, 생식샘 자극 호르몬 등 분비

뇌하수체 앞부분으로, 중요 호르몬의 분비를 총괄한다. 이곳에서는 뼈와 근육의 성장을 촉진하고 단백질과 지방의 합성을 돕는 성장호르몬, 일련의 스테로이드계 호르몬의 합성과 분비를 자극하는 부신피질 자극 호르몬, 갑상샘 호르몬의 생산을 촉진하는 갑상샘 자극 호르몬을 분비한다.

또 출산 후 모유 생산과 분비를 촉진하는 프로락틴 호르몬과 여포 자극 호르몬, 황체 형성 호르몬 등 3가지 생식샘 자극 호르몬을 분비한다.

■ 뇌하수체 후엽 : 옥시토신, 바소프레신 분비

뇌하수체 후엽은 뇌하수체의 뒷부분으로, 옥시토신과 바소프레신(항이뇨 호르몬)을 분비한다. 이 호르몬들은 시상하부에서 만들어지고 뇌하수체 후엽에 저장되었다가 필요한 순간에 분비된다.

옥시토신은 자궁 근육을 수축시켜 분만을 촉진하고 모유 분비를 돕는다. 바소프레신은 혈압이 낮아질 때 분비되며, 신장에서 수분의 재흡수를 촉진하고 모세혈관을 수축시켜 혈압을 상승시킨다.

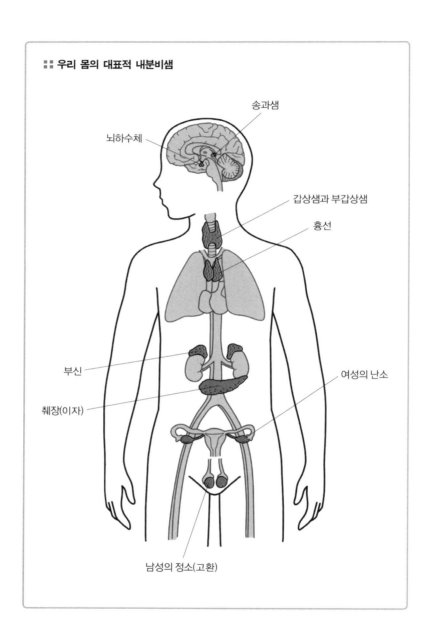

∷ 우리 몸의 대표적 내분비샘

송과샘

뇌하수체

갑상샘과 부갑상샘

흉선

부신

여성의 난소

췌장(이자)

남성의 정소(고환)

■ 갑상샘 : 갑상샘 호르몬 분비

목 앞 중앙에 있으며, 갑상샘 호르몬이 분비된다. 갑상샘 호르몬은 아이오딘(요오드)과 티록신으로 이루어져 있고, 몸의 기초대사를 조절해 발육을 촉진한다. 갑상샘 호르몬이 너무 적으면 크레틴병, 너무 많으면 바세도우병에 걸린다.

■ 부갑상샘 : 부갑상샘 호르몬 분비

갑상샘 뒤쪽에 있으며, 혈중 칼슘을 증가시키고 혈중 인(P) 농도의 감소를 유도하는 부갑상샘 호르몬을 분비한다.

■ 흉선 : 흉선 호르몬 분비

심장의 대혈관 앞쪽에 있다. 이곳에서 분비되는 흉선 호르몬은 면역을 담당하는 T세포와, 항체 생성에 도움을 주는 B세포의 생장을 촉진한다.

■ 췌장(이자) : 인슐린 분비

위의 아래 뒤쪽에 있으며, 소화 효소를 분비하는 외분비샘과 호르몬을 분비하는 랑게르한스섬이라는 내분비샘을 갖고 있다. 랑게르한스섬은 알파세포와 베타세포로 구성되었는데 알파세포에서는 글루카곤을 분비하고, 베타세포에서는 인슐린을 분비해 당 대사를 조절한다. 인슐린은 고혈당일 때 나와 혈당을 낮춘다. 글루카곤은 저혈당일 때 나와 혈당을 상승시킨다.

■ 부신 : 아드레날린, 코티솔 분비

콩팥 위에 있다. 이곳에서는 평활근 수축과 심장박동, 혈압 상승에 관여하는 아드레날린(에피네프린), 심장근 수축과 대사 속도를 증가시키는 노르아드레날린, 혈당과 생장을 조절하는 글루코코르티코이드(코티솔 등이 있다), 수분의 항상성을 조절하는 미네랄코르티코이드 등의 호르몬이 분비된다.

■ 정소(고환) : 테스토스테론 분비

정자가 생산되는 곳이다. 남성의 대표적 성호르몬인 테스토스테론이 분비되어 자신감 형성과 남성 역할의 수행에 기여하고 남성의 2차 성징을 조절한다.

■ 난소 : 에스트로겐, 프로게스테론 분비

여성 골반의 안쪽에 있으며, 난자가 생산되는 곳이다. 이곳에서 분비되는 호르몬으로 에스트로겐과 프로게스테론이 있다. 에스트로겐은 여성의 2차 성징을 조절하며, 프로게스테론은 월경과 월경 주기의 조절, 난자 발육, 배란, 임신 유지 등의 역할을 한다.

호르몬을 분비하는 내분비계에 혼란과 교란이 생기면 우리 몸은 심각한 질병으로 고통받을 수 있다. 가습기 살균제에 의한 치명적인 질환, 생리대 발암물질의 문제도 모두 내분비계의 이상과 관련되어 있다. 건강 관리에 관심이 있다면 이제는 호르몬 균형과 유지에도 신경을 써야 한다.

내 감정의 주인은
호르몬?

　인간은 '감정의 동물'이라 해도 과언이 아니다. 아침에 눈뜰 때부터 밤에 잠들기 전까지 끊임없이 감정의 파도 속에서 흔들린다. 우울·불안·괴로움 등 부정적인 감정에 시달리거나 활력·열정·기쁨·행복 등 긍정적인 감정을 느끼기도 한다. 어떤 상태에 있든 우리는 지속적으로 감정의 변화를 느낀다.

　그런데 호르몬의 변화가 이런 감정의 변화에 큰 영향을 미친다는 사실을 아는가? 호르몬의 분비량과 농도 등에 따라 감정이 출렁인다.

　또한 감정과 호르몬은 서로에게 영향을 미친다. 즉 호르몬이 분비되어 감정이 변하기도 하고, 감정이 달라지면 그에 맞는 호르몬이 분비되기도 한다. 감정과 관련해서 호르몬은 어떤 비밀을 간직하고 있는 것일까?

호르몬 작용으로 일어나는 감정의 변화

인간은 두뇌에 특정 자극이 전달되면 감정을 느끼고, 이에 따라 호르몬이 분비된다. 예를 들어 공포영화에 등장하는 귀신이라는 자극이 망막을 통해 두뇌로 전달되면 변연계는 공포를 느껴 그 즉시 코티솔을 분비한다. 코티솔은 심장박동을 빠르게 하고, 피부 혈관을 수축시켜 얼굴이 새하얗게 질리게 만들며, 근육 수축으로 털이 곤두서게 한다. 긍정적인 감정도 같은 원리로 호르몬을 분비한다. 예를 들어 공기가 맑은 숲속을 산책하면 바람소리, 새소리, 피톤치드 등의 외부 자극이 두뇌에 전달되어 세로토닌을 분비한다. 이를 통해 우리는 행복감을 느낀다.

반대로 외부 자극 없이, 호르몬이 단독으로 작용해 감정을 변화시키기도 한다. 대표적인 예가 여성의 갱년기 증상이다. 여성이 폐경기에 이르면 여성호르몬 에스트로겐의 분비가 급격히 줄어든다.

그러면 신체적으로 두뇌·피부·근육 등에 전반적인 영향을 미쳐 노화가 빨라지고, 감정에도 극적인 변화를 주어 많은 사람이 불안이나 우울, 기분 저하를 느낀다. 생리전증후군도 마찬가지이다. 특별한 외부 자극은 없지만 에스트로겐의 분비량이 급격히 떨어져서 까칠한 말과 행동을 하게 된다. 1981년 미국에서는 중대 범죄를 저지른 두 명의 여성을 변호할 때 '호르몬에 의한 감정의 변화'를 항변의 사유로 내세우기도 했다. 이 사례는 호르몬이 여성에게 얼마나 큰 영향을 미치는지 잘 보여준다.

호르몬으로 인한 감정의 변화는 나이에 따라 달라지기도 한다. 예를 들어 20~30대의 남성은 드라마나 영화의 슬픈 장면을 봐도 딱히 눈물을 흘리지 않는다. 그러나 40대 초반부터는 남성호르몬 테스토스테론의 분비가 줄면서 20~30대 때와는 달리 조그만 감성적 자극에도 슬픈 감정이 솟아오른다. 이는 동일한 자극이라도 호르몬의 분비량에 따라 다른 감정을 겪는 대표적인 사례이다.

호르몬으로 감정 다스리기

우리는 가끔 감정에 완전히 매몰되는 경우가 있는데, 감정이 외부 자극과 호르몬의 분비에 따라 출렁거린다는 점을 상기하면 감정 극복을 위한 방법을 찾을 수 있다. 대표적인 방법이 정반대의 감정을 일으킬 호르몬을 분비시키는 것이다.

예를 들어 슬픈 일이 있을 때는 유쾌한 친구들과 맛있는 것을 먹으며 수다를 떨어서 행복감을 유도하는 호르몬의 분비를 늘릴 수 있고, 종일 집에만 있어 외롭다는 생각이 든다면 야외에서 햇볕을 쐬고 신선한 공기를 마시며 걸음으로써 세로토닌을 분비시켜 긍정적인 감정을 느낄 수 있다.

반대의 경우도 마찬가지이다. 즐거운 것을 넘어 몸과 마음이 들뜰 만큼 지나치게 자극적인 감정에 집착하면 그 감정이 사그라들었을 때 더 큰 허무감을 느낄 수 있다. 이럴 때는 오히려 책을 읽거나 명상을 해서 뇌파를 안정화하는 것이 낫다. 그러면 마음이 차분하게 가라앉고 심리적으로 안정되어 마음의 평정을 되찾을 수 있다.

호르몬 관리를 통해 감정을 관리하려면 생활습관 바로 세우기가 중요하다. 무엇보다 잘 자야 한다. 하루에 7~8시간 정도 충분히 자지 않으면 호르몬 균형이 깨져서 행복을 느끼게 하는 호르몬의 도움을 받을 수 없다. 일반적으로 우리는 잠자는 것을 육체를 쉬게 하는 것이라고 생각하지만, 수면은 휴식을 넘어 다음날 밝고 긍정적으로 지내기 위해서도 꼭 필요하다.

감정이 우리 인생에 미치는 영향은 매우 크다. 충동적인 감정에 휘둘려 일을 저지르면 후회를 넘어 돌이킬 수 없는 결과를 맞을 수 있다. 이런 일이 호르몬과 관련이 있다니, 놀랍지 않은가.

유통기한이 있는 호르몬

특정 감정을 불러일으키는 호르몬에는 '유통기한'이 있다. 대표적인 예가 사랑과 관련된 호르몬이다. 불같은 사랑을 하면 우리 몸에서 도파민, 엔도르핀 등이 분비된다. 이 호르몬들은 슬픔이나 통증을 잊게 하고 쾌감, 즐거움, 황홀감으로 감정을 들뜨게 만든다.

그런데 이런 감정은 18~30개월 정도면 그 영향력이 현저히 떨어진다. 상대방은 달라진 것이 없는데 내 호르몬의 유통기한이 다해 상대방을 바라보는 내 감정이 달라질 수 있다.[4]

우울증은 세로토닌 저하가 지속된 상태

2020년 기준으로, 우리나라의 우울증 환자 수가 101만 명이 넘는다고 한다. 코로나19로 인한 사회적·경제적 불안도 원인이지만 무엇보다 세로토닌 분비를 저하시키는 잘못된 생활습관이 그 주범이다.

세로토닌이 저하된 상태가 지속되면 우울증을 겪을 수 있다. 그 영향으로 부교감신경계에서 교감신경계로 제대로 전환되지 못해 자율신경계의 균형이 무너지게 된다. 활동적이어야 하는 낮에도 교감신경계가 항진되지 못해 마치 잠자고 있을 때와 마찬가지의 상태가 된다.

세로토닌과 멜라토닌은 교감신경계와 부교감신경계의 작용 주기에 영향을 미치는 호르몬인데, 우울증 환자의 경우 늘 생기 있고 활동적인 사람에 비해 그 작용 진폭이 작은 편이다. 그래서 낮에 교감신경계가 우세해도 그 상태가 얼마 가지 못하고, 밤에 부교감신경계가 우세한 시간도 짧다. 우울증에 걸리면 낮에는 활동성이 떨어지고 밤에는 숙면을 취하지 못하는 것은 이런 이유에서다.

감정 조절이 어렵고 우울감, 의욕 상실, 불면증이 있다면 우선 자신의 생활습관에 맞춰 세로토닌을 활성화할 수 있는 방법을 찾아 실천해보자.

감정의 변화를
일으키는 호르몬

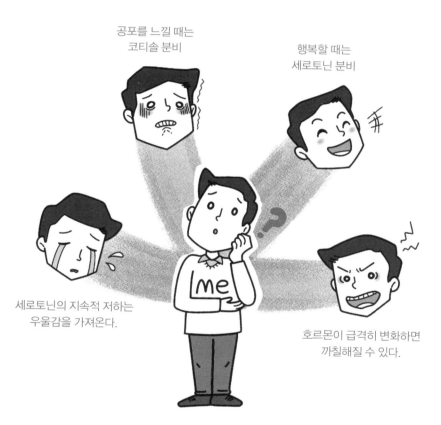

공포를 느낄 때는
코티솔 분비

행복할 때는
세로토닌 분비

세로토닌의 지속적 저하는
우울감을 가져온다.

호르몬이 급격히 변화하면
까칠해질 수 있다.

우리는 외부 자극과 호르몬의 분비에 따라
다양한 감정을 느끼게 된다.

호르몬 분비량과 농도 등의 변화가 감정의 변화에 큰 영향을 미친다.
또한 감정과 호르몬은 서로에게 영향을 미친다.
즉 호르몬이 분비되어 감정이 변하기도 하고,
감정이 달라지면 그에 맞는 호르몬이 분비되기도 한다.

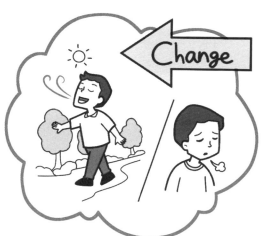

감정을 조절하기 위해서는
반대의 감정을 일으킬 수 있는
외부 자극을 주어
필요한 호르몬을 분비시키자.

알코올, 약물, 흡연 등의 중독은
전두엽을 지나치게 자극해
기본적인 감정을
상실하게 할 수 있다.

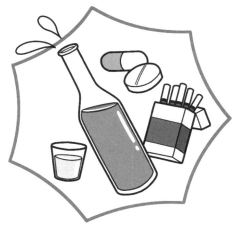

행동을 지배하는
호르몬의 작용

호르몬은 우리의 일상적인 행동에도 힘을 발휘한다. 음식에 대한 갈망, 성관계, 쇼핑 등 예상치 못한 곳에서 호르몬의 영향력을 확인할 수 있다. 일상의 대표적인 행동에서 호르몬이 어떤 재미있는 작용을 하는지 알아보자.

음식 중독을 이끄는 호르몬

호르몬은 '음식 맛'에 큰 영향을 받는다. 미국 노스웨스턴대학교의 연구에 따르면 특정 호르몬은 매운맛을 선호하게 만들고, '맛있는 음식'을 먹으면 엔도르핀 분비량이 늘어나기도 한다.

매운맛에 중독되는 것도 호르몬과 연관이 있다. 체내에 매운맛을 유발하는 캡사이신이 들어오면 통증 신호를 전달하는 P물질이 만들어지고 우리 몸은 이에 대응하기 위해 엔도르핀을 분비한다. 엔도르핀은 P물질을 차단하면서 통증을 완화시키고, 동시에 두뇌에서는 보상과 쾌락을 관장하는 도파민을 분비한다. 도파민은 격렬한 운동을 한 뒤에 맛보는 희열감과 비슷한 행복감을 준다. 이러한 감정을 계속 느끼고 싶은 욕구로 인해 우리는 매운 음식에 중독되는 것이다.

생명과학 분야의 저명한 국제 학술지 〈셀 메타볼리즘(Cell Metabolism)〉에 맛있는 음식이 호르몬 분비에 어떤 영향을 미치는지에 대한 연구 결과가 실렸다. 연구팀은 맛있는 밀크셰이크와 아무런 맛이 없는 용액을 활용해 호르몬의 분비 시점과 분비량을 조사했다. 그 결과 맛있는 밀크셰이크를 마신 경우에는 음식이 위에 도달했을 때와 소화될 때, 두 번에 걸쳐 도파민이 분비됐다. 하지만 아무런 맛이 없는 용액을 마신 경우에는 호르몬 분비가 현저히 낮았다.

사랑을 할 때 늘어나는 호르몬

호르몬은 성관계와도 관련이 있다. 남녀가 성관계를 하면 옥시토신과 바소프레신이라는 호르몬이 분비된다. 이들 호르몬은 남녀가 더 가깝게 느끼고 서로에게 충실하게 만든다. 이성 친구가 생긴 후에 동성 친구와 멀어지는 것도 이와 관련이 있다. 호르몬이 동성 친구보다 성관계를 한 이성에게 더 충실하도록 만들기 때문이다. 물론 이것은 이성관계에 좋은 역할을 하지만, 정반대로 질투심을 높이기도 한다.

사랑할 때는 주위가 온통 장밋빛으로 빛나 보이고 세상이 자신을 중심으로 돌아가는 것 같은 느낌이 든다. 식사를 안 해도 배고프지 않은 현상까지 나타난다. 이는 사랑에 빠졌을 때 분비되는 페닐에틸아민과 관련이 있다. 이 호르몬은 마약과 유사한 역할을 하면서 동시에 식욕을 억제한다. '사랑을 하면 밥을 안 먹어도 행복하다'는 말이 나오는 것도 이 호르몬 때문이다.

쇼핑할 때 작용하는 호르몬

여성들은 1시간이 넘게 쇼핑몰을 돌아다녀도 지루해하지 않고 즐기지만, 남성들은 대부분 상점에 들어가 필요한 것만 금세 사들고 나온다. 왜 이런 차이가 생길까? 역시 그 배후에 호르몬의 작용이 있다.

남성에게는 테스토스테론이라는 남성호르몬이 여성에 비해 많이 분비된다. 이 호르몬은 목표 지향적이며 전략적인 사고를 하게 만든다. 원시시대에 사냥감에 집중해야 했던 남성에게 매우 도움이 됐을 호르몬이다. 게다가 남성은 지나치게 많은 선택사항을 앞에 두면 스트레스와 관련된 호르몬이 분비된다. 쇼핑을 하는 상황에서 남성이 느끼는 스트레스는 경찰이 사건 현장에 투입될 때와 거의 맞먹는다고 한다.

반면에 여성은 뭔가를 바로 사기보다는 살 계획이 없었던 물건이라도 일단 쭉 둘러보며 쇼핑 공간에 있는 것 자체를 즐긴다. 또한 임신을 했거나 출산한 여성들은 옥시토신이 더 분비되는데, 이는 다른 사람의 조언을 믿게 만든다. 홈쇼핑 방송에 솔깃해 물건을 사는 횟수가 남성보다 여성이 많은 것도 호르몬의 작용인 것이다.

PART 2

성장과 발육, 건강을 책임지는 호르몬

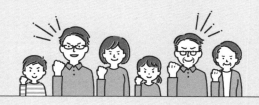

호르몬은 크게 두 가지로 나뉜다.

하나는 '성장과 발육, 건강을 책임지는 호르몬'이고,

다른 하나는 '일상을 관리하고 유지하는 호르몬'이다.

물론 서로 겹치거나 공통되는 부분이 적지 않아

호르몬의 기능과 역할을 딱 둘로 나눠 구분할 수는 없다.

의학적으로 의미 있는 분류도 아니다.

다만 이런 분류를 통해

특정 호르몬의 주요 기능을 좀 더 쉽게 이해할 수 있다.

여기에서는 성장과 발육, 건강을 책임지는

호르몬들을 살펴보자.

남성의 2차 성징과
성욕을 결정하는 남성호르몬

'남성호르몬'은 명칭에서 알 수 있듯이, 남성의 성적 정체성에 매우 중요한 역할을 한다. 하지만 꼭 남성에게서만 분비되는 것은 아니고 여성에게서도 소량의 남성호르몬이 분비된다. 뒤이어 설명할 여성호르몬 역시 남성에게서도 소량 분비된다.

남성의 정소(고환)에서 분비되는 남성호르몬은 남성의 2차 성징을 완성해주고, 단백질의 생산과 저장에 중요한 영향을 미쳐 근육량을 늘리며, 뼈를 단단히 해 골밀도에 직접적으로 작용한다. 특히 성적인 생각과 행동을 조절하고 모든 성 관련 기능에 관여한다.[5] 즉 정자의 생산과 성장에 중요한 역할을 하며 남성의 생식기관인 음경, 고환, 전립선 기능을 돕는다. 정상적인 발기력을 유지하기 위해서도 남성호르몬은 필수다. 남성호르몬의 작용을 하는 모든 물질을 총칭해서 안드로겐(androgen)이라 부르며, 가장 대표적인 남성호르몬은 테스토스테론(testosterone)이다.

사춘기 때 분비량 급격하게 늘어나

남성호르몬은 태아 때부터 분비되어 임신 6주가 되면 남자아이의 음경과 고환을 만든다. 하지만 이후 사춘기 전까지는 분비량이 매우 적다가 사춘기에 접어들면서 그 양이 드라마틱하게 상승한다. 남자아이들이 변성기를 겪고 목소리가 굵게 변하는 것도 이 호르몬의 영향이다.

남성호르몬은 하루 중에도 시간대에 따라 분비량이 달라지는데 오전 8시경에 최고치를 이루고, 취침 직전에는 절반으로 뚝 떨어진다. 이른 시간에 많이 분비되는 이유는 남성호르몬이 하루를 활기차고 건강하게 보내도록 활력을 주기 때문이다. 반대로 취침 전에는 몸이 휴식을 취하도록 급격하게 줄어든다.

50대 이후 급격한 감소로 갱년기 증상 불러

하지만 남성호르몬은 생식기능이 떨어지는 30대 이후부터 1년에 1%씩 분비량이 떨어진다. 40대를 거치면서 분비량이 더 낮아진 남성호르몬은 50대가 되면 급격히 줄어 본격적인 남성 갱년기를 불러온다.

이때 남성은 감정적·신체적으로 많은 변화를 겪는다. 무기력해지거나 짜증이 많아지고 별것도 아닌 일에 슬픔을 느끼기도 한다. 뱃살이 늘어나고, 근육량이 줄며, 성욕이 감퇴하는 것도 모두 남성호르몬의 감소로 인한 갱년기 증상이다. 특히 성기능 저하는 대표적인 남성 갱년기 증상이다. 정상적인 성생활이 힘들 정도로 발기가 유지되지 않는 기간이 3개월 이상 지속되거나 발기 자체가 어렵다면 발기부전으로 진단한다. 여기에 음주와 흡연을 즐기고 스트레스가 지속되는 환경에 있다면 남성호르몬은 더욱 제 역할을 하지 못한다.

남성의 갱년기 증상은 시간을 두고 천천히 진행되기에 많은 남성은 '그저 나이를 먹는가 보다'라고 여길 뿐 갱년기로 인식하지 못한다. 그러나 갱년기 문제를 방치하면 심각한 우울감이 몰려올 수 있으니 주의가 필요하다. 특히 남성들은 성기능 저하와 함께 자신감까지 상실하는 경우가 많다. 성생활이 인생에 행복을 더해줄 수는 있지만 결정적으로 행복을 좌우하지 않는다는 걸 알면서도 남성들은 성기능이 약해지면 정신력도 약해지는 모습을 보인다.

분비량이 줄면 근육량도 떨어져

남성호르몬의 분비량은 근육과도 밀접한 연관이 있다. 30세를 시작으로 남성의 근육량은 매년 1%씩 줄고 근육의 강도 역시 매년 1.5%씩 떨어진다. 근육량이 줄면 팔다리가 가늘어지고 기운이 떨어지며 인슐린 저항성(72쪽 참조)이 증가해 당뇨병에 걸릴 위험성이 늘어나고 쉽게 골절이 된다. 노인의 경우에는 골밀도가 낮아 간단한 골절만으로도 병원에 장기 입원할 수 있다. 또 비만한 남성은 남성호르몬의 수치가 낮다는 연구 결과도 있다.

이러한 상황을 막기 위해서는 남성호르몬의 중요성을 인식하고 평소 꾸준한 운동으로 근육량을 관리해야 한다.

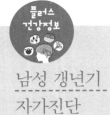

남성 갱년기
자가진단

남성 갱년기는 여성 갱년기와 달리 뚜렷한 징후가 없다. 여성 갱년기는 폐경이라는 큰 변화를 통해 인지가 쉽지만, 남성 갱년기는 조금씩 이상 징후가 나타난다. 다음 중 1번 또는 7번 항목에 해당하거나 다른 항목 중 3개 이상이 해당한다면 갱년기를 의심해봐야 한다.

남성 갱년기 자가진단을 위한 ADAM* 설문지

1. 성적인 흥미가 매우 감소했다. ☐
2. 기력이 몹시 떨어진 것을 느낀다. ☐
3. 근력, 지구력이 떨어진 것 같다. ☐
4. 키가 줄었다. ☐
5. 삶의 즐거움이 사라졌다. ☐
6. 슬프거나 인생에 불만이 많아졌다. ☐
7. 발기력이 떨어졌다. ☐
8. 운동할 때 과거처럼 민첩하지 못하다. ☐
9. 저녁 식사를 하고 나면 곧바로 곯아떨어진다. ☐
10. 일의 능률이 급격히 떨어졌다. ☐

* ADAM : Androgen Deficiency in Aging Male

여성을 여성답게 하는
여성호르몬

여성호르몬은 에스트로겐(estrogen)과 프로게스테론(progesterone)을 통칭하지만 일반적으로 에스트로겐을 말한다. 여성호르몬은 난소에서 분비되어 생식기와 유방을 발달시키는 등 2차 성징을 완성하고, 여성의 월경과 임신에 큰 영향을 미친다. 임신을 하면 모유를 생산하기 위해 유방을 자극하고, 자궁 근육을 두껍게 만들어 태아를 보호하며, 여성의 성욕도 좌우한다.

여성호르몬의 역할은 여기에서 그치지 않는다. 노화, 심혈관 질환, 비만 등에도 관여하기에 폐경기 전후로 에스트로겐이 급격히 줄면 여성의 몸에 큰 변화가 생긴다.

여성호르몬은 분비 주기가 중요

여성호르몬은 7~9세부터 서서히 분비가 시작돼 11~12세가 되면 월경을 할 수 있을 정도로 충분히 분비되며 여성의 2차 성징을 완성해준다. 이때부터 여성호르몬은 폐경에 이르기까지 월경을 반복하며 여성의 몸에 임신을 준비시킨다.

여성호르몬의 작용에서 중요한 것은 에스트로겐과 프로게스테론의 균형이다. 월경 기간에는 둘 다 수치가 낮지만 월경이 끝난 직후부터 에스트로겐의 농도가 서서히 올라가다가 월경이 시작된 날로부터 2주 정도 됐을 무렵에 가장 많이 분비된다. 이때가 배란기, 즉 임신이 가능한 시기이다. 이 기간에는 피부가 탄력 있어지고 유방이 부푸는 등 외모의 변화도 함께 나타난다. 이후 다시 2주 동안 에스트로겐의 농도가 서서히 줄고 프로게스테론이 늘어난다. 한마디로 이 두 호르몬이 엎치락뒤치락하는 가운데 월경과 배란이 이루어진다.

이러한 호르몬 분비 주기가 순조롭게 이뤄지지 않으면 월경이 제대로 되지 않거나 그 양이 과도해지고 임신 역시 쉽지 않다. 여기에 다양한 감정적인 문제들까지 생긴다. 집중력이 떨어지고 불면증이 생기며 감정 기복이 심해질 수 있다.

호르몬 분비 주기의 문제는 비만과 스트레스, 음주, 흡연과 같은 외부 요인 때문에 생긴다. 일단 살이 찌면 피하지방이 늘어나면서 여성호르몬이 과도하게 분비되고, 이를 조절하는 과정에서 상대적으로 남성호르몬이 증가하는 현상도 나타난다. 대개 비만한 여성들은 남성호르몬이 과다해져 몸에 털이 많아지고 피부 트러블이 생긴다. 또 스트레스와 흡연은 교감신경계를 활성화시켜 에스트로겐과 프로게스테론의 분비 주기에 혼란을 주어 월경불순 등의 각종 문제를 일으킨다.[6]

폐경으로 여성호르몬 급격히 변화

무엇보다 여성의 몸은 폐경 때 큰 변화를 겪는다. 대체로 50세를 전후해서 폐경이 되는데, 마지막 월경 후에 1년 동안 월경을 하지 않으면 폐경이라는 진단을 내린다. 이때 대표적으로 나타나는 증상이 얼굴 화끈거림과 홍조이며, 그 원인으로 에스트로겐의 감소가 꼽힌다. 폐경 이전에는 에스트로겐이 혈관 운동을 제어했는데 폐경이 진행되면, 즉 난소가 퇴화하면서 에스트로겐의 분비가 줄면 혈관 운동의 제어가 쉽지 않아 체온 조절이 잘되지 않는다. 결국 조금만 체온이 올라도 얼굴이 화끈거리는데, 여름에는 이 증상이 더 심해진다.

폐경은 단순히 월경이 끝난 것에 그치지 않고 여성의 몸과 정신에 큰 문제를 야기한다. 불면증, 전신 통증, 불안감, 초조와 근심, 우울감, 기억력 감퇴 현상을 가져오고 성관계를 할 때 통증을 느끼기도 한다. 폐경기 여성을 괴롭히는 요실금도 이때 나타난다. 에스트로겐의 분비가 적어지면서 요도 점막이 위축되고 요도를 폐쇄하는 압력이 30% 정도 줄어들기 때문이다.

이 시기에 여성은 매우 예민해지며 불편하고 힘든 시간을 지내게 된다. 특히 '여성성'이 사라진다는 생각에 상실감까지 겪을 수 있다. 이런 상황을 이겨내려면 본인의 노력이 가장 중요하며, 노력하지 않는다면 주변 사람들 역시 힘든 시간을 보내야 한다.

폐경 후 치매 위험률 높아져

여성호르몬의 분비량이 극적으로 줄면 혈관 운동이 제어되지 않으며, 그 결과 고혈압을 비롯해 각종 심혈관 질환의 발병 가능성이 높아진다. 실제 폐경 이후의 여성은 폐경 전의 여성보다 심혈관 질환을 앓을 확률이 3배나 높다. 더 중요한 것은 고혈압이 치매와 깊은 관련이 있다는 점이다. 폐경 후 고혈압이 있다면 노년기에 치매에 걸릴 위험이 40%나 높아진다는 연구 결과가 있다. 40대부터 고혈압이 있었다면 더 심각하다. 또래 여성들보다 치매에 걸릴 확률이 무려 73%나 더 높아지기 때문이다.

치매는 두뇌의 문제이고 고혈압은 전신 혈압의 문제이기 때문에 둘 사이에 큰 연관성이 없다고 여길 수 있지만, 두뇌에도 혈액 순환이 무엇보다 중요하다. 고혈압으로 인해 두뇌에 산소나 영양분이 제대로 공급되지 않으면 두뇌의 노화가 빨라지고, 이는 자연스럽게 치매로 연결되기 때문이다.

남성보다 여성의 치매 비율이 더 높은데, 그 이유는 에스트로겐의 감소로 혈액 순환에 문제가 생기면서 두뇌의 노화가 빨라지기 때문이다. 2016년 중앙치매센터에서 발간한 보고서 〈대한민국 치매 현황〉에 따르면 여성 치매 환자는 46만 2,257명(71.3%), 남성 치매 환자는 18만 5,966명(28.7%)이었다. 무려 7대 3의 비율로 여성이 훨씬 더 많다.

폐경 후 여성의 복부에 급격히 살이 찌는 것도 에스트로겐이 줄어서다. 에스트로겐은 지방을 분해하는 역할도 하는데 그 양이 줄면 지방이 잘 분해되지 않고, 나이가 들어 근육량이 감소하면서 기초대사량 역시 저하되어 자연스럽게 복부비만이 되는 것이다.

폐경 전에 에스트로겐이 과잉 분비되어도 몸에 이상이 생긴다. 피부가 건조해지고, 탈모 현상이 나타나며, 손발이 차가워진다. 두통, 월경불순, 수면장애, 성욕 상실, 극심한 감정 기복이 생긴다. 에스트로겐 과잉 분비의 원인은 지속적인 스트레스, 불규칙적인 식생활, 지나친 음주와 흡연, 피임약이나 항생제 남용 등이다. 혹시 자신에게 이런 증상이 있다면 전문의를 찾아 상담을 받아야 한다.

여성에게 필요한 남성호르몬, 남성에게 필요한 여성호르몬

여성의 경우 남성호르몬은 난소와 부신에서 분비된다. 일반적으로 여성에서의 남성호르몬 분비량은 남성에 비해 10분의 1 수준이다. 이 호르몬은 사춘기 때 겨드랑이나 성기 주위에 털이 나게 하며, 남성과 마찬가지로 성욕과 삶에 대한 활력, 근육량에 영향을 미친다.

미국 국립보건원은 남녀 1,700명을 대상으로 남성호르몬 수치와 성격의 관계를 조사했다. 그 결과 남녀를 불문하고 남성호르몬 수치가 높은 사람은 타인을 통제하기 좋아하고 자신의 의견을 적극적으로 주장하며 분노도 더 잘 표출하는 것으로 나타났다. 즉 갱년기를 거친 여성은 여성호르몬의 분비가 줄고 상대적으로 남성호르몬의 비중이 커지면서 남성성이 강해져 적지 않은 성격 변화가 생길 수 있다. 여성이 나이가 들어 활발한 사회활동을 하는 것도 이와 관련이 있다.[8]

남성에게도 여성호르몬이 필요하다. 남성의 경우 여성호르몬은 부신에서 분비된다. 세계적으로 저명한 학술지 〈셀(cell)〉에 발표된 내용에 따르면, 남성호르몬 테스토스테론은 여성호르몬 에스트로겐을 만나야 본래 목적을 이룰 수 있다고 한다. 이는 남성에게 에스트로겐이 없다면 '남성다움'이 제대로 발현되지 않아 '여성 같은 남성'이 된다는 뜻이다.[9]

남녀노소 누구에게나 꼭 필요한 성장호르몬

　흔히 '성장호르몬(growth hormone)' 하면 아이들의 키를 크게 하는 호르몬으로 알고 있다. 성장호르몬은 당연히 아이들의 성장과 발육에 영향을 미치지만 노인을 포함한 성인에게도 중요하다.

　성장호르몬의 분비는 20대에 극대화되고 이후 조금씩 낮아져 20대 중후반부터 10년마다 14~15%씩 줄고, 60대가 되면 20대의 3분의 1 수준으로 분비량이 감소한다. 나이가 들면서 몸이 노화하고 각종 부위가 삐걱거리는 이유는 성장호르몬의 분비량이 줄어든 탓도 있다.

젊음과 활력을 주는 호르몬

190여 개의 아미노산으로 구성된 성장호르몬은 대뇌 아래쪽에 위치한 뇌하수체 전엽에서 분비된다. 이 호르몬은 뼈·연골·근육 등의 성장을 돕고, 근력 증가는 물론 몸속 장기들의 대사 과정에 적지 않은 기여를 한다.

성장호르몬은 세포를 복구하고 재생하며, 면역력을 강화시키는 데도 중요한 역할을 한다. 심장 근육의 세포 수를 늘려서 심장의 운동 기능을 키워 심혈관 질환에서 멀어지도록 돕는다.

건강 유지에 적절한 성장호르몬 농도는 20대는 350ng/ml, 40대는 250ng/ml, 70대는 160ng/ml 정도이다. 성장호르몬이 부족하면 다양한 증상이 나타난다. 흔히 중년 남성의 특징으로 불리는 '복부형 비만'도 성장호르몬과 관련이 있다. 성장호르몬이 부족하면 근육이 성장하지 못하고 지방도 잘 분해되지 않기 때문이다. 성장호르몬은 체내에 들어온 단백질의 효율적인 사용을 돕는다. 하지만 나이가 들어 성장호르몬의 분비량이 줄면 같은 양의 단백질을 섭취하더라도 합성되지 않아 살이 찐다. 뿐만 아니라 무기력, 우울증, 불면증, 성욕 감퇴에도 영향을 미친다.

성장호르몬의 분비를 촉진하는 습관들

성장호르몬의 75%는 잠자는 동안 나온다. 보통 밤 10시부터 새벽 2시 사이에 가장 많은 양이 분비되는데, 일정량이 조금씩 분비되는 것이 아니라 요동치듯 분비되어 세포 성장, 신진대사 촉진, 피부 재생, 노화 지연의 역할을 한다. 그래서 이 시간대에 숙면을 취하지 못하면 우리 몸의 많은 부분이 타격을 입는다. '잠이 보약'이라는 말은 어떤 면에서는 성장호르몬의 분비를 두고 하는 말이기도 하다.

그런데 성장호르몬의 분비가 잠드는 시간과는 큰 관련이 없다고 말하는 전문가도 있다. 한동하 한의학 박사는 국내에서 발표한 한 칼럼에서 이렇게 말했다.

"인간의 성장호르몬은 수면 중에 75%가 분비되는데 잠드는 시간과 무관하게 잠든 후 약 1시간에서 1시간 30분 정도면 분비되기 시작한다."

물론 아무 때나 잔다고 성장호르몬이 분비되는 것은 아니지만 밤 10시~새벽 2시를 고수하지 않아도 괜찮다는 주장이다. 중요한 것은 수면의 질이다. 잘 자고, 규칙적인 시간에 자야 성장호르몬이 제대로 분비된다.[10]

잠들기 전에 음식을 먹지 않는 것도 성장호르몬의 분비를 돕는다. 무엇보다 혈당을 급상승시키는 당분이 많은 음식을 먹으면 인슐린이 분비되는데, 이때의 인슐린은 성장호르몬의 정상적인 분비를 방해한다. 반대로 공복 상태로 잠들면 오히려 성장호르몬의 분비가 촉진된다.

성장호르몬의 25%는 낮에 깨어 있을 때 나오지만 이를 원활하게 분비시키려면 운동이 필수다. 근육을 사용해서 운동을 하면 체내에서 분비되는 젖산과 산화질소가 성장호르몬의 분비를 촉진한다. 그렇다고 힘든 운동을 오래 할 필요는 없다. 평상시보다 심장박동이 조금 빨라지는 강도로 30분가량 하면 된다.

성장호르몬이 제대로 작동하기 위해서는 스트레스에서 멀어지는 생활습관을 들여야 한다. 스트레스는 활성산소를 생성시켜 성장호르몬의 활동을 방해하기 때문이다.[11]

식사 방법도 성장호르몬의 분비에 중요한 역할을 한다. 하루 세 끼를 배부르게 먹기보다는 조금 부족한듯 섭취하고, 단백질이 풍부한 닭가슴살과 오리 살코기, 달걀 그리고 채소를 조화롭게 섭취해 칼로리와 영양분의 균형을 맞추는 것이 좋다. 지방이 많은 삼겹살은 성장호르몬의 분비를 감소시키니 가급적 피하자.

성장과 발육, 건강을 책임지는 호르몬

성호르몬

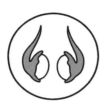

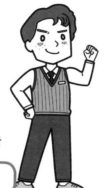

남성호르몬
테스토스테론의 역할

정소(고환)에서 분비

2차 성징 발현, 성욕

근육량 증가, 뼈 단단

정자 생산, 성장

음경, 고환, 전립선 기능

난소에서 분비

2차 성징 발현, 성욕

월경, 임신과 출산

모유 생산, 태아 보호

노화 속도, 심혈관 건강,
비만 조절

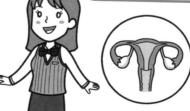

여성호르몬
에스트로겐의 역할

성장호르몬

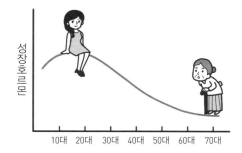

성장호르몬의 분비는
20대에 극대화되고,
10년마다 14~15%씩 감소한다.
성인과 노인에게도
중요한 호르몬이다.

에너지 대사 기능을 하는
성장호르몬이 부족하면
각종 만성질환이 생길 수 있다.

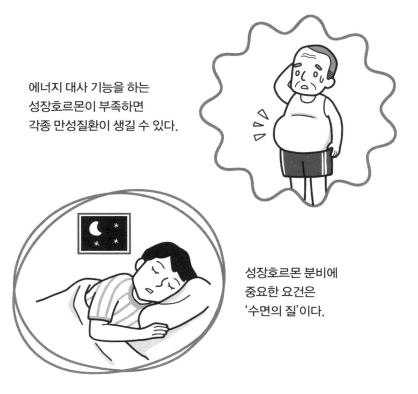

성장호르몬 분비에
중요한 요건은
'수면의 질'이다.

69

건강과 장수를 책임지는
인슐린, 갑상샘 호르몬, 멜라토닌

이번에는 우리에게 익숙한 호르몬인 인슐린, 갑상샘 호르몬, 멜라토닌에 대해 살펴보자. 이들은 의학적으로 같은 범주는 아니지만 공통점이 있다. 바로 건강과 장수에 적지 않은 역할을 한다는 점이다.

인슐린은 우리가 먹는 세끼 식사를 우리 몸에 필요한 에너지로 만들어주고, '방패'라는 어원을 가진 갑상샘 호르몬은 기초대사가 유지되도록 이끈다. 멜라토닌은 수면을 관장하며, 면역력을 높이고 노화를 늦춘다.

우리 몸에서 분비되는 모든 호르몬이 다 중요하지만 이 세 가지 호르몬에 주목하면 건강히 오래 살 수 있다.

인슐린 : 포도당을 세포에 전달하는 호르몬

'인슐린(insulin)' 하면 당뇨병이 제일 먼저 떠오른다. 당뇨병은 혈당이 높은 질병으로, 혈당이 높다는 것은 인슐린이 제대로 작동하지 못하는 것을 의미한다.

그런데 관점을 달리하면 인슐린의 새로운 모습이 보인다. 엄밀하게 따지면 인슐린의 본래 목적은 '혈당 관리'가 아니다. 인슐린은 췌장에서 분비되는 호르몬으로, 마치 엄마처럼 세포에게 밥을 먹여 키우는 역할을 한다. 우리 몸에 들어온 탄수화물은 포도당으로 분해되는데, 이때 인슐린이 세포에 특정 신호를 보내 그 포도당을 받아들이게 한다. 따라서 인슐린이 제대로 작동하지 않으면 세포는 영양분을 공급받지 못해 빠르게 노화되고, 심한 경우 굶어 죽는다. 또 인슐린이 너무 적거나 혹은 기능에 이상이 생겨 세포에 특정 신호를 보내지 못하면 혈액 속에 포도당이 남아돌아 결과적으로 당뇨병이 된다.

혈액 속에 포도당이 많아지면 이를 처리하기 위해 인슐린도 더 많이 분비된다. 그 과정이 반복되어도 한동안은 문제가 생기지 않지만, 시간이 지나면 몸은 예전과 같은 방식으로 인슐린을 분비하지 못한다. 그리고 인슐린에 견디지 못하는 '인슐린 저항성'이 생길 수 있다. 인슐린 저항성이란 '혈당을 낮추는 인슐린에 대한 우리 몸의 반응이 정상적인 기준보다 감소해 인슐린의 작용이 더 이상 효과적으로 일어나지 않는 경우'를 말한다.

인슐린은 혈당뿐만 아니라 지방도 조절한다. 인슐린은 간이나 근육세포에 포도당 형태로 쌓인 당이 근육을 키우도록 돕는다.

혈당을 낮추려면 허벅지 근육을 키워야 한다. 허벅지에는 근육의 60% 이상이 모여 있으며, 우리가 섭취한 포도당의 70% 이상을 여기서 소비한다. 연세대학교 보건대학원의 연구 결과에 따르면, 허벅지 둘레가 60cm 이상인 사람이 당뇨병에 걸릴 확률은 허벅지 둘레가 43cm 이하인 사람에 비해 4분의 1에 불과했다. 평소 유산소운동, 스쿼트 등을 통해 허벅지 근육을 키우면 포도당을 많이 소모하고 인슐린의 활동이 원활해진다.[12]

문제는 동양인의 인슐린 기능이 선천적으로 약하다는 점이다. 인슐린은 췌장의 베타세포에서 분비되는데, 동양인의 베타세포 크기는 서양인의 절반에 불과하다. 그렇다고 서양인이 당뇨병에 걸리지 않는다는 의미는 아니지만 동양인이 인슐린의 기능면에서 더 취약한 것만은 분명하다.

인슐린의 기능을 정상화하기 위해서는 두 가지에 주목해야 한다. 바로 앞에서 설명한 근육량과 먹는 음식이다. 제철 과일과 푸

른색 채소를 많이 먹고 생선을 중심으로 식사를 하되 육류를 적당량 섭취하면 좋다. 다만 붉은색 고기는 피해야 한다는 것이 전문가들의 견해이다. 혈당 지수가 높은 정제 탄수화물, 설탕이 많이 든 과일주스, 청량음료, 술, 프라이드치킨, 햄버거, 지나치게 단 초콜릿 역시 피하는 것이 좋다.

갑상샘 호르몬 : 우리 몸을 작동시키는 원동력

갑상샘 호르몬(thyroid hormone)은 목의 앞쪽에 있는 갑상샘에서 분비된다. 참고로 2000년 이전에는 '갑상선'이라는 명칭을 썼지만, 2001년부터 대한의사협회가 '갑상샘'으로 명칭을 바꾸었다. 명칭에 '갑'이 붙은 것은 그 모양이 한자 '甲(갑)'과 비슷하기 때문이다. 영어로는 'thyroid'라고 하는데, '방패'라는 말에서 왔다. 이는 갑상샘이 우리 몸에서 하는 역할이 방패와 비슷하기 때문이다.

갑상샘의 기능은 부신과 아주 밀접한 연관이 있어서 서로 강력한 영향을 미친다. 갑상샘은 목 부위에 위치하면서 신진대사를 돕고 여러 가지 호르몬을 만드는데, 그중 가장 중요한 호르몬이 티록신(T4)이다. T4는 거의 활동하지 않지만 트리요오드티로닌(T3)으로 바뀌면 활성화된다. T4를 T3로 바꾸려면 셀레늄이 필요하다.

갑상샘은 자동 온도 조절 장치와 비슷하다. 체온을 조절하고, 칼로리를 태우며, 에너지를 사용하라고 몸에 명령한다. 신진대사를 촉진하고 지방을 태우는 것은 T3다. 그런데 스트레스로 인해 코티솔 수치가 높아지면 T3 수치가 떨어지면서 우리 몸의 신진대사는 둔화된다. 게다가 코티솔 수치가 높아지면 우리 몸은 근육을 분해해 두뇌에 더 많은 포도당을 공급하라고 촉구한다. 근육이 줄어든 만큼 신진대사는 더 느려진다.

갑상샘 기능 저하증의 원인은 두 가지 중 하나다. 곧 뇌하수체가 갑상샘 자극 호르몬을 생산하지 않거나 갑상샘이 제대로 활동하지 않거나 둘 중 하나다. 여기에도 코티솔이 관여한다. 즉 코티솔 수치가 높아지면 갑상샘 자극 호르몬과 같은 메신저 호르몬의 분비가 줄어든다. 이 호르몬의 분비량이 적을수록 갑상샘의 T4 생산량도 줄어든다.

갑상샘 호르몬은 특정 장기와 세포에 작용하는 일반 호르몬과 달리 거의 모든 체내 대사에 관여한다. 몸을 작동시키는 원동력으로 두뇌·고환·자궁 등 우리 몸의 주요 기관에 있는 세포들의 산소 소비를 촉진하고, 교감신경계를 항진시켜 심박수를 높이고 호흡이 잘 이뤄지도록 한다.

더불어 성장호르몬과 함께 뼈와 치아, 손톱을 성장시키고 튼튼하게 만든다. 특히 성장기에는 갑상샘 호르몬이 단백질 합성을 촉진해 두뇌 발달에 큰 기여를 한다. 두뇌의 90% 이상이 발달하는 1~4세에 갑상샘 호르몬이 제대로 작용하지 않으면 정신지체장애와 같은 성장장애가 올 수도 있다.

갑상샘 호르몬에 문제가 생겨서 과잉 분비되면 몸은 가속도가 붙은 것처럼 맹렬하게 일을 한다. 그래서 식욕이 급격하게 늘고 심장박동이 빨라진다. 몸 자체가 과열된 상태이기 때문에 더위를 유난히 참지 못하는 증상도 나타난다. 반대로, 적게 분비되면 몸은 아예 일을 하지 않으려 한다. 신진대사가 전반적으로 저하되고, 무기력해지고, 식욕이 감소한다. 심장박동 수도 떨어지기 때문에 추위를 견디지 못한다.

요즘 갑상샘에 문제가 생기는 사람이 늘었다. 그 이유는 음주와 흡연, 육류와 밀가루를 주식으로 하는 식습관 때문이다. 특히 한번에 소주 2병(알코올 함유량 150g) 이상 마시는 경우 갑상샘암에 걸릴 확률이 남성은 2.2배, 여성은 3.6배나 높다. 흡연 역시 식도와 갑상샘에 영향을 미쳐 암을 유발하는 요인으로 작용한다.[13] 유전적인 요인이나 자가면역질환이 있을 때도 갑상샘에 문제가 생긴다.

멜라토닌 : 우리 몸의 생체리듬 조절기

멜라토닌(melatonin)은 '수면 호르몬'으로 불린다. 두뇌의 송과샘에서 만들어지는 이 호르몬은 대체로 오후 8~9시부터 서서히 분비되기 시작해 2시간 후인 밤 10~11시경에 우리 몸을 잠들게 만들고 새벽 2~3시까지 분비된다. 이런 멜라토닌의 분비에 맞춰 잠을 자야 숙면을 취할 수 있다.

예부터 '잠이 보약이다'라는 말이 있는데, 우리가 잠이라는 보약을 충분히 누리게 해주는 호르몬이 멜라토닌이다. 그 덕에 우리는 피로와 스트레스를 해소하고, 세포를 재생시키고, 온몸의 뼈와 근육을 이완시켜 내일을 위한 힘을 비축할 수 있다. 또 수면은 두뇌에도 작용하므로 잠을 제대로 자지 못하면 사고력과 판단력이 저하되는 것은 물론 우울증까지 겪는다. 집중력 역시 약해져서 업무와 학습의 효율도 떨어진다.

멜라토닌 분비에 있어 최대의 적은 수면 시간에 눈의 망막으로 들어오는 빛이다. 저녁부터 잠들기 전까지 인공 빛에 오래 노출되어도 멜라토닌 분비가 줄어든다. 밤낮이 바뀐 생활을 하는 사람의 건강이 빠르게 무너지는 것도 멜라토닌 분비가 방해를 받아 결과적으로 우리 몸의 생체리듬이 깨지기 때문이다.

멜라토닌이 원활하게 분비되게 하려면 아침에 최소 20~30분 정도 햇볕을 쐬는 것이 좋다. 이는 두뇌를 자극해 우리 몸에 '하루가 시작됐다'는 신호를 주고, 약 15시간 후 다시 멜라토닌이 분비되도록 해 수면을 준비시킨다. 즉 아침에 쐬는 햇볕은 세로토닌 분비를 촉진시키고, 이는 잠잘 때 분비되는 멜라토닌의 촉진제가 된다.

멜라토닌은 노화의 주원인인 체내 활성산소 제거에도 도움이 되고 면역력 향상에도 기여한다.

우리의 하루를 크게 구분하면 '먹는 시간—활동하는 시간—자는 시간'으로 나눌 수 있다. 이 세 가지 중요한 일과에 각각 관여하는 것이 인슐린, 갑상샘 호르몬, 멜라토닌이다. 인슐린은 세포에 영양이 제대로 공급되게 하고, 갑상샘 호르몬은 낮에 일할 때 몸이 지치지 않도록 신진대사를 활발히 하고, 멜라토닌은 수면으로 몸을 충분히 쉬게 만든다. 이렇듯 우리는 온종일 호르몬의 도움을 받아 건강하게 지내는 것이다.

건강과 장수를 책임지는 호르몬

세포에게 밥을 주는 엄마, 인슐린

우리 몸에 들어온 탄수화물은
포도당으로 분해되는데,
이때 인슐린이 세포에 특정 신호를 보내
그 포도당을 받아들이도록 한다.

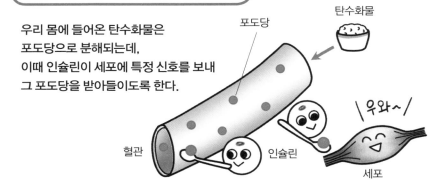

생체리듬 조절기, 멜라토닌

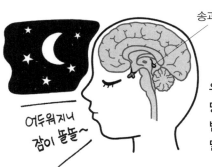

우리 몸을 충분히 쉬게 하는 멜라토닌은
망막에 비춰지는 빛의 유무가 중요하다.
밤이 되어 어두워지면 송과샘에서
멜라토닌이 분비되어 수면을 취하게 한다.

인체 작동의 원동력, 갑상샘 호르몬

인체의 기초대사가
정상적으로 유지되도록 이끌며,
체내 거의 모든 대사에 관여해
전방위로 방패 같은 역할을 한다.

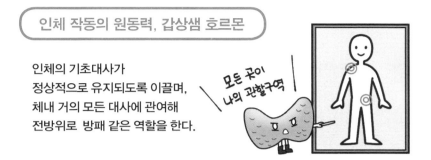

모든 곳이
나의 관할구역

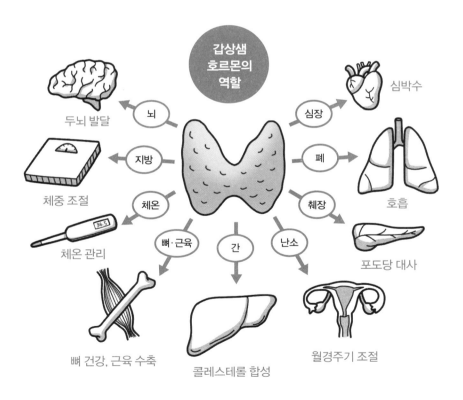

갑상샘
호르몬의
역할

두뇌 발달 ← 뇌

체중 조절 ← 지방

체온 관리 ← 체온

뼈 건강, 근육 수축 ← 뼈·근육

콜레스테롤 합성 ← 간

월경주기 조절 ← 난소

포도당 대사 ← 췌장

호흡 ← 폐

심박수 ← 심장

PART 3

일상을 관리하고 유지하는 호르몬

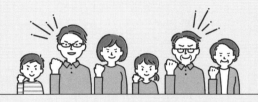

호르몬은 우리 몸에서 하루 24시간 내내 쉬지 않고 작용한다.
배고프다는 신호를 보내 식사 시간을 알려주는 것도,
배가 부르니 그만 먹으라고 신호를 보내는 것도 호르몬의 작용이다.
호르몬은 우리가 스트레스 상황에 처하거나
고통을 느낄 때도 분비돼 힘을 주거나 위로를 한다.
일상에서 느끼는 행복감과 열정,
목표를 향해 달려가는 에너지 역시 호르몬의 도움으로 활성화된다.
이처럼 '일상을 관리하고 유지하는 호르몬'엔
무엇이 있는지 하나씩 알아보자.

사랑과 행복을 느끼게 하는
옥시토신과 세로토닌

"어떻게 살고 싶으세요?" 이 질문에 대부분의 사람들은 "사랑하는 사람과 행복하게 살고 싶다"고 답할 것이다. '사랑과 행복'을 동시에 갖는다면 최고의 인생이다.

우리 몸에는 이 두 가지를 가능케 하는 호르몬이 있다. '사랑의 호르몬' 옥시토신과 '행복 호르몬' 세로토닌이 그 주인공이다. 옥시토신과 세로토닌은 '삶의 질'과 관련이 깊은 호르몬이다. 몸의 기능과도 연결되어 있지만, 무엇보다 정신 건강에 큰 영향을 미치기 때문에 적정량이 분비되지 않으면 삶이 전반적으로 우울해질 수 있다.

옥시토신 : 따뜻함, 감사함을 느낄 때 활성화

흔히 옥시토신(oxytocin)은 '사랑과 포용의 호르몬'이라고 불린다. 사람과 사람 사이의 거리를 좁히고 따뜻한 마음이 들게 하며 공감을 만들어내기 때문이다. 옥시토신은 포옹 또는 스킨십을 하거나 눈을 맞추는 것만으로도 분비된다.

원래 옥시토신은 산모가 아기를 낳을 때 분비되는 호르몬이다. 자궁 근육의 수축을 유도해 분만의 고통을 줄이고, 산모의 모유 분비를 촉진시킨다. 또 폭력성을 줄여주고 분노와 불안 역시 감소시키며, 세로토닌의 분비를 촉진시켜 행복감을 불러일으킨다.

2019년 2월, 동영상 플랫폼 유튜브에 감동적인 영상 하나가 올라왔다. 1분 38초의 짧은 동영상은 지하철 당산역에서 난동을 부리는 남성의 모습으로 시작한다. 경찰 두 명이 막아섰지만 그 사람은 막무가내로 소리를 질러댔고, 몸을 제대로 가누지 못하면서 경찰과 몸싸움을 벌였다. 그렇게 한참 난동을 부리며 실랑이를 하는데 그 모습을 지켜보던 한 청년이 갑자기 그에게 다가가 따뜻하게 안아주었다. 순간 그 남성은 난동을 멈추고 울컥하더니 곧 잠잠해졌다. 이것이 바로 옥시토신의 힘이다.

옥시토신의 분비량이 많아지면 수줍음이 극복되기도 한다. 자신감과 업무 수행 능력이 향상된다는 연구 결과도 있다.[14] 2010년 프랑스 국립과학연구소(CNRS)의 연구진은 자폐증에 걸린 아이들은 다른 사람과 눈을 잘 마주치지 못하는데, 옥시토신이 상대방과 눈을 잘 맞추게 하고 눈에 나타나는 감정을 더 잘 이해하도록 만들어 준다는 연구 결과를 미국 국립학술원 회보(PNAS)에 발표했다. 실제로 2019년 일본 하마마쓰 의과대학 연구진은 옥시토신을 활용해 자폐 증상을 완화하는 실험을 했으며 유의미한 결과를 거두었다.

옥시토신은 마음에만 긍정적인 영향을 미치는 것이 아니다. 질병에 걸린 사람의 증상을 호전시키기도 한다. 브라질 상파울루 연방대학교 의과대학 이비인후과 팀은 이명 환자를 두 그룹으로 나누어 한쪽에는 위약(가짜 약)을, 한쪽에는 옥시토신을 코로 주입시켰다. 그 결과 위약을 주입한 그룹에서는 이명 증상에 거의 변화가 나타나지 않았지만, 옥시토신을 주입한 그룹은 이명이 사라지거나 신경을 쓰지 않아도 될 정도로 증상이 완화되었다.[15]

이외에도 옥시토신의 역할은 다양하다. 미국 국립과학원은 술에 취한 쥐에게 옥시토신을 투여했는데, 얼마 지나지 않아 곧바로 술에서 깬 듯한 행동을 했다고 한다. 옥시토신이 많은 사람은 적은 사람보다 아침 식사에서 평균 122kcal를 덜 섭취했다는 연구 결과도 있다. 옥시토신은 지방의 연소 과정을 촉진하고 대사 능력을 향상시켜 비만 예방에 도움을 준다.

옥시토신의 분비량을 늘리는 특별한 방법은 없지만 누군가와 눈을 맞추고 포옹을 하는 것만으로도 옥시토신이 크게 활성화된다는 사실을 기억하자. 실제로 주인과 반려견이 눈을 맞추고 포옹을 하자 주인의 옥시토신 농도가 300% 향상되고 반려견은 130% 정도 높아졌다고 한다. 연인, 아내나 남편, 자녀를 사랑하는 마음으로 꼭 안아주는 것만으로도 우리는 마음의 평화를 느끼고 행복을 누릴 수 있다.

늘 감사하는 마음을 갖는 것도 중요하다. '지금의 나'는 주위 사람들의 도움으로 이루어졌음에 감사하고 큰 문제없이 잘 살아가고 있음에 감사하면 옥시토신이 증가하는 동시에 세로토닌이 활성화된다. 다른 사람에게 친절을 베풀 때도 마찬가지이다.[16]

세로토닌 : 인지 기능에도 관여

세로토닌(serotonin)이 정상적으로 분비되는 사람은 쾌활하고 활력이 넘치며 인생을 의욕적으로 살아간다. 삶의 의미를 잘 이해하고, 행복감을 지속적으로 유지하려고 한다. 반대로 세로토닌이 부족하면 생활에 활력이 없고, 자주 우울감을 느끼고, 삶에 대한 기대감도 크지 않다. 결국 한 사람이 가진 행복의 양은 세로토닌 분비량과 비례한다고 해도 과언이 아니다. 또 세로토닌은 충동적인 행동을 막아주고, 감정을 조절하도록 해 인생의 다양한 위험에서 멀어지게 한다.

그렇다면 어떻게 해야 세로토닌 분비량이 늘어날까?

먼저 정신적으로 건강해야 한다. 아무리 세로토닌을 분비하려고 노력해도 정신적으로 스트레스가 크면 세로토닌은 분비되지 않는다. 예를 들어 평균적인 행복감을 가졌던 사람이 어느 날 큰 사고를 당했거나 상상도 못 한 일을 겪었다면 정신적 스트레스가 세로토닌을 압도해 행복감을 느낄 수 없다.

식습관 역시 중요하다. 세로토닌이 생성되려면 체내에 단백질을 구성하는 기본 단위인 아미노산이 충분해야 한다. 그렇기에 아미노산이 부족한 식습관을 이어갈 경우 행복감을 느끼는 것이 쉽지 않다. 아미노산 중에서도 '트립토판'이라는 물질이 중요하다. 기분이 우울할 때 초콜릿을 먹으면 기분이 다소 풀리는 것도 초콜릿에 트립토판이 들어 있기 때문이다. 그러니 세로토닌을 충분히 만들려면 트립토판이 풍부한 돼지고기, 오리고기, 생선, 시금치, 브로콜리, 견과류 등을 충분히 섭취하자.

세로토닌은 행복감에만 관여하는 것이 아니다. 인지 기능, 소화 기능, 피로감, 성적 충동에도 영향을 미친다. 우선 세로토닌이 부족하면 두뇌는 인지 능력을 강화할 수 없다. 존스홉킨스대학교 연구팀에서 조사한 바에 따르면, 세로토닌이 감소하는 순간부터 기억력이 저하되고 두뇌의 인지 기능도 동시에 떨어진다고 한다. 장기간 이런 상황이 지속되면 결국 치매와 알츠하이머에 걸리게 된다.

세로토닌의 95%는 장이 꿈틀운동을 할 때 분비되고, 두뇌에서 분비되는 양은 5% 정도에 불과하다. 장이 꿈틀운동을 제대로 해서 소화, 흡수, 배설이 원활하면 세로토닌이 충분히 분비되어 마음도 평온해진다. 반면에 세로토닌이 부족하면 만성 소화불량에 시달리고 늘 피로할 수밖에 없다.

평소 세로토닌이 충분히 분비되게 하려면 세로토닌이 합성되는 '골든타임'을 알아야 한다. 기상 후 2시간이 골든타임인데, 아침에 눈을 떴을 때 눈의 망막으로 햇빛이 들어가면 세로토닌 신경을 자극해 세로토닌이 합성된다. 이때 식사를 간단히 하고 따뜻한 물로 샤워를 하면 혈액 순환이 촉진되고 두뇌와 몸의 기능이 활성화되어 하루 종일 행복감을 유지할 수 있다. 햇볕을 잘 쐬는 것도 중요하다. 야외에서 햇볕을 쐬며 20~30분 정도 산책을 하면 하루를 행복하게 할 세로토닌이 충분히 분비된다.

식욕을 조절하는
그렐린과 렙틴

우리 몸은 생명을 유지하고 건강히 활동하기 위해 살아 있는 동안 끊임없이 영양분을 공급받아야 한다. 그렇다고 과잉 공급되어서는 안 된다. 영양이 부족하면 영양결핍이고 과하면 비만이 되는데, 둘 다 생명과 건강 유지에 치명적이기 때문이다.

그렇다면 영양 공급이 적절히 이루어지고 있다는 건 어떻게 알 수 있을까? 우리 몸에서 영양 공급을 균형 있게 조절해주는 일정한 신호 같은 것은 없을까?

있다, 바로 그렐린과 렙틴 호르몬이다. 몸에 영양이 부족하면 그렐린이 분비되어 '꼬르륵~' 소리를 내 식사할 때임을 알려주고, 영양이 충분하면 렙틴이 분비되어 포만감의 신호를 보낸다.

잠을 못 자고 끼니를 거르는 건 비만의 지름길

그렐린(ghrelin)은 위에서 분비되는 호르몬이다. 위가 비고 새로운 영양분이 필요할 때 두뇌에 공복 상태를 전하고 꼬르륵 소리를 내 식사할 때임을 알려주기에 '공복 호르몬'이라고도 한다. 반대로 렙틴(leptin)은 지방세포에서 분비되는데 포만감을 느끼게 해 더 이상의 음식 섭취를 차단하는 '식욕 억제 호르몬'이다. 그런데 렙틴은 식사를 시작한 지 20분이 지나야 비로소 분비되므로 렙틴의 신호를 받기 위해서는 식사 시간을 20분 이상으로 늘려야 한다.

그렐린과 렙틴은 균형이 중요하다. 균형이 깨지면 너무 적게 먹거나 너무 많이 먹게 되어 건강이 악화되는 등 심각한 문제가 발생하기 때문이다.

그렐린과 렙틴의 불균형을 초래하는 원인은 수면 부족과 끼니 거르기다. 지금도 많은 사람이 다이어트를 한다는 이유로 식사를 거른다. 한 끼만 굶어도 곧바로 체중에 변화가 나타나기에 식사 제한은 살이 빠지고 있다는 착시 현상을 불러일으킨다. 그러나 굶는 것은 그렐린을 난폭하게 만든다. 그렐린이 분비되었는데도 영양이 공급되지 않으면 다음에는 더 많은 양을 내보낸다. 자신이 보낸 신호에 응답이 없자 더 강한 신호를 보내는 것이다. 그러면 몸은 폭식을 하고 만다. 아침 식사를 거른 사람의 점심 식사량이 많아지는 것도 이런 이유 때문이다.

다이어트를 위해 식사량을 줄여야 한다면 그렐린부터 속여야 하는데 그 과정은 '서서히, 조금씩' 진행되어야 한다. 예를 들어 끼니마다 밥을 한 숟가락씩 줄여가면 그렐린은 그 차이를 느끼지 못한다. 게다가 위까지 줄어 나중에는 굳이 덜 먹지 않아도 저절로 렙틴이 분비되어 식사량이 조절된다.

그렐린은 수면에도 영향을 받는다. 잠을 충분히 자지 않으면 그렐린이 과잉 분비되고 렙틴은 적게 나온다. 당연히 식사량이 많아질 수밖에 없다. 잠을 덜 자면 두뇌의 전두엽 활동이 둔화되어 합리적인 의사결정을 하지 못하고, 동시에 식욕을 관장하는 편도체가 비정상적으로 활성화되면서 우리 입맛은 자극적인 맛에 끌리게 된다. 실험을 해보니 잠이 부족한 사람은 잠을 충분히 잔 사람에 비해 음식을 총 600kcal나 더 섭취했다.[17]

렙틴 저항성이 생기면 더 큰 문제

비만해지지 않으려면 렙틴의 분비가 방해받지 않도록 평소에 신경 써야 한다.

렙틴의 분비를 방해하는 첫 번째는 음주다. 하루에 술을 3잔 정도만 마셔도 렙틴 분비량이 30% 정도 줄어든다. 술을 마실 때 고칼로리 음식을 찾게 되는데, 이는 안주를 먹어야 한다는 인식 때문만이 아니다. 렙틴이 적게 분비되면서 더 많은 열량 섭취를 부르기 때문이다.[18] 수면 부족도 렙틴의 분비를 방해하는 요인이다.

가장 위험한 것은 '렙틴 저항성'이다. 연구에 의하면 비만인 사람은 혈중 렙틴 농도가 매우 높은 것으로 나타났다. 렙틴이 많이 분비되면 일반적으로 식욕이 억제되어야 하지만, 이런 사람들은 렙틴에 저항하는 능력, 즉 렙틴 저항성이 생겨서 렙틴이 많이 분비되어도 거기에 반응하지 못하는 것이다.

음식을 바르게 먹는 것이야말로 건강을 좌우하는 결정적인 요인이다. 그런 점에서 식욕을 길항적으로 조절하는 그렐린과 렙틴의 적절한 관리가 중요하다.

사랑과 행복, 식욕을 조절하는 호르몬

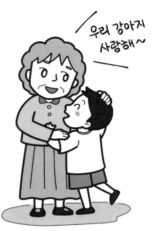

우리 강아지
사랑해~

사랑과 포용의 호르몬, 옥시토신

포옹이나 스킨십을 하거나 눈을
맞추는 것만으로도 분비되는 옥시토신은
사람과 사람 사이의 심리적 거리감을 좁혀주고
따뜻한 마음과 공감을 만들어낸다.

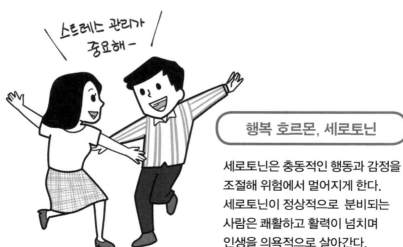

스트레스 관리가
중요해 –

행복 호르몬, 세로토닌

세로토닌은 충동적인 행동과 감정을
조절해 위험에서 멀어지게 한다.
세로토닌이 정상적으로 분비되는
사람은 쾌활하고 활력이 넘치며
인생을 의욕적으로 살아간다.

그렐린은 위에서 분비되는 공복 호르몬이고,
렙틴은 지방세포에서 분비되는 식욕 억제 호르몬이다.
그렐린과 렙틴은 조화와 균형이 중요한데,
수면 부족이 지속되고 끼니를 자꾸 거르면
이 둘의 불균형을 초래한다.

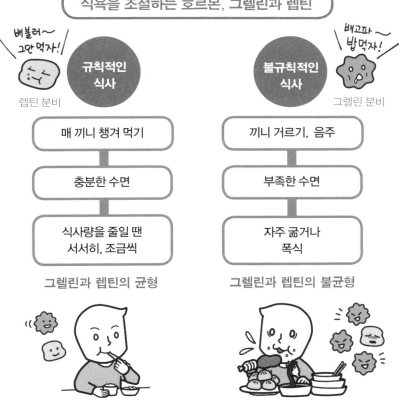

식사 끝!

식욕을 조절하는 호르몬, 그렐린과 렙틴

배불러~ 그만 먹자!

배고파~ 밥먹자!

규칙적인 식사

불규칙적인 식사

렙틴 분비

그렐린 분비

매 끼니 챙겨 먹기	끼니 거르기, 음주
충분한 수면	부족한 수면
식사량을 줄일 땐 서서히, 조금씩	자주 굶거나 폭식

그렐린과 렙틴의 균형

그렐린과 렙틴의 불균형

저절로 식사 조절이
이뤄진다.

폭식을 하거나
공복감을 못 느낀다.

스트레스에 대처하는
아드레날린과 코티솔

아드레날린과 코티솔은 스트레스가 있으면 언제든 분비되는 주요 스트레스 호르몬이다. 아드레날린과 코티솔은 신장 위에 있는 두 개의 작은 샘, 부신에서 만들어진다. 부신은 태어날 때부터 완벽하게 자리잡은 기관으로, 대동맥뿐만 아니라 대정맥과도 가까이 있다. 따라서 몸이 스트레스를 받으면 호르몬 메시지가 아주 빠른 속도로 혈액 속으로 투입돼 온몸으로 펴져 나간다. 또 간과 위는 부신과 가까이 있기 때문에 코티솔이 촉발되면 재빨리 반응하고 저장된 포도당을 방출해 곧바로 에너지를 공급한다.

스트레스 상황에는 두 종류가 있다. 하나는 당장 눈앞에서 일어나는 '순간적인 상황'에 맞서야 하는 단기전이고, 다른 하나는 오랜 시간 지속되는 상황에 대응하는 장기전이다. 단기전에 필요한 아드레날린은 순간적으로 힘을 폭발하도록 만드는 반면에, 장기전을 위한 코티솔은 목표를 가지고 인내하거나 열정적인 활동을 할 때 꾸준히 분비되어 우리에게 활력을 가져다준다. 순간적이든 장기적이든 모든 스트레스 상황은 신체적·정신적 긴장감을 불러일으킨다.

아드레날린과 코티솔은 이러한 스트레스 상황을 이겨내도록 돕지만, 스트레스가 과하면 불편함을 느끼게 하고 면역력을 저하시키며 노화를 불러온다.

아드레날린 : 순간적인 집중력이 필요할 때

아드레날린(adrenaline)은 매우 짧은 시간에 폭발적으로 분비된다. 부신수질에서 분비되는 아드레날린은 심장에 집중적으로 작용해 심장과 혈관의 수축력을 증가시키고 맥박과 혈압을 올려 몸이 가진 에너지를 최대한 사용하게 한다. 또 혈중 포도당을 극대화해서 체력적으로 상황에 대응할 수 있게 한다. 혈액 역시 팔과 다리 근육으로 몰려서 싸움을 하거나 도망갈 수 있는 최적의 상태를 만든다.

아드레날린의 힘을 잘 보여주는 사례가 1982년 미국 조지아주에서 있었다. 당시 51세였던 안젤라 카발로는 몸무게가 63kg 정도인 평범한 여성이었다. 평소에 근육운동을 거의 하지 않아 힘도 세지 않았다. 하지만 아들이 자동차에 깔리는 걸 본 순간 자동차로 달려갔고 자신의 몸무게의 몇 배에 달하는 자동차를 들어 올려 아들을 살렸다. 과학자들은 그녀가 이런 괴력을 발휘할 수 있었던 것은 자녀를 사랑하는 마음과 아드레날린의 힘이 컸다고 분석했다.[19]

아드레날린이 위험한 상황에서만 분비되는 것은 아니다. 육체적 활동을 활발히 하면 아드레날린이 분비된다. 운동을 하거나, 춤을 추거나, 놀이기구를 타는 등의 활동을 할 때도 아드레날린이 분비된다. 흔히 '운동에 중독됐다'는 건 아드레날린이 주는 쾌감에 중독되었다는 의미다.

하지만 아드레날린이 지나치게 과잉 분비되는 경우에는 몸에 좋지 않은 영향을 미친다. 지속적인 교감신경계의 활성화로 혈압과 혈당이 상승해 면역력이 저하되고, 근육에 힘이 많이 집중되어 근육통이나 두통이 생기기도 한다. 또 몸에서 에너지가 과도하게 발생하기 때문에 어지럽거나 지속적인 피로감을 느낀다. 자동차의

엔진이 과열되면 차체에 무리가 가듯 아드레날린의 과잉 분비는
우리의 몸을 힘들게 만든다.

코티솔 : 열정적인 활동을 장기적으로 할 때

코티솔(cortisol)은 '스트레스 호르몬'이라고 알려져 있어 분비되
는 것 자체가 안 좋다고 생각하지만 사실은 정반대로, 스트레스를
이기고 통증을 줄여주는 요긴한 호르몬이다. 신체적·정신적 스트
레스 반응을 잠재우고 소모된 에너지를 회복시켜주는 것도 코티솔
이다. 스트레스 상황에서 코티솔은 근육에서는 아미노산을, 간에
서는 포도당을, 지방조직에서는 지방산을 혈액 안으로 빠르게 추
가로 보내 소모된 에너지를 회복시킨다. 또 혈관과 혈압을 조절하
고 근육이나 피부 상태 등을 정상적으로 유지시킨다.

코티솔은 아드레날린과 다르게 하루에 일정한 주기를 가지고 규
칙적으로 분비된다. 코티솔은 아침에 일어났을 때 가장 많이 분비
되는데, 이는 하루를 준비하기 위함이다. 우리는 이 코티솔로 하루
의 스트레스에 대비하고 에너지를 쌓아 견뎌낸다. 반면에 밤에는
코티솔 분비량이 줄어든다. 잠을 자야 하는 시간에는 굳이 코티솔

이 많이 필요하지 않기 때문이다.

코티솔 역시 부족하거나 과하면 우리 몸에 문제가 생긴다. 코티솔이 과잉 분비되는 것은 지속적인 스트레스 상황에서 벗어나지 못하기 때문이다. 일반적으로 스트레스 상황이 종료되면 코티솔도 더 이상 작용하지 않는 것이 정상이다. 하지만 스트레스를 지속적으로 받으면 코티솔 역시 계속 분비된다. 이렇게 코티솔이 과잉 분비되면 영양분이 포도당으로 전환되어 혈당이 오르고, 당연히 당뇨병에 걸리기 쉽다. 어디 그뿐인가. 비만, 고혈압, 피로감, 우울, 성욕 감퇴까지 생긴다. 이런 만성질환은 코티솔 분비를 더 자극해 코티솔을 더 왕성하게 분비시킨다.

최근의 연구에 따르면 스마트폰의 과도한 사용 역시 코티솔 분비량을 늘리는 것으로 밝혀졌다. 스마트폰을 보다가 갑자기 '빨리 일해야 하는데~'라는 생각을 하게 되는데 이것이 스트레스로 작용한다는 것이다. 또 스마트폰으로 무엇인가를 자꾸 확인하려는 것 역시 일종의 스트레스 반응이다. 이런 상황이 지속되면 전두엽 피질이 손상되고, 결국에는 합리적인 의사결정이 방해받는다.[20]

반면에 코티솔이 부족해도 다양한 부작용이 생긴다. 스트레스에 대처하는 힘이 약화되어 늘 피로감으로 고생하고 체중이 감소하는 것은 물론 근육도 약해지고 혈압도 낮아져 저혈압이 생길 수 있다.

코티솔 분비량을 적절히 유지하려면 무엇보다 스트레스 상황에 지속적으로 노출되는 것을 피해야 한다. 어떤 일이든 하다 보면 스트레스를 받게 되지만 중요한 것은 그 일이 끝난 후의 자기조절이다. 일 생각에서 벗어나지 못하고 계속 힘들어하며 술로 스트레스를 풀면 일을 하지 않아도 일을 하는 것과 동일한 스트레스를 받기 때문이다. 일과 사생활을 분리하는 자세가 필요하고, 휴식 시간에는 스마트폰을 보지 말아야 한다.

우리 몸이 스트레스를 받지 않는다고 자각하게 하는 가장 좋은 방법은 혈당 수치를 조절함으로써 아드레날린과 코티솔 분비를 줄이는 것이다. 그리고 물을 자주 마시면 코티솔 수치가 어느 정도 정상화되고 신진대사율도 좋아진다. 근육을 키우는 것도 코티솔의 원활한 분비에 도움이 된다.

스트레스에 대처하는 호르몬

순간적 스트레스에 대처하는 아드레날린

매우 짧은 순간에
폭발적으로 분비되는 호르몬으로,
심장에 집중적으로 작용해
맥박과 혈압을 올려
몸이 가진 에너지를
최대한으로 사용하게 해준다.

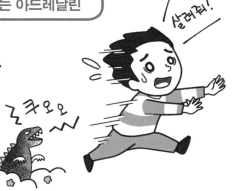

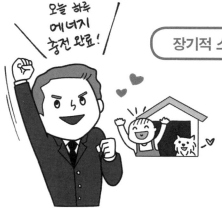

장기적 스트레스에 대처하는 코티솔

장기적 목표를 가지고 인내하거나
열정적인 활동을 할 때
코티솔이 꾸준히 분비되어
몸에 활력을 준다.
신체적 · 정신적 스트레스 반응을
잠재우고 소모된 에너지를
회복시켜준다.

코티솔은 스트레스를 이기고 통증을 줄여주는 요긴한 호르몬이다.
신체적 · 정신적 스트레스 반응을 잠재우고
소모된 에너지를 회복시켜주는 것도 코티솔이다.

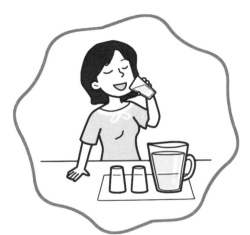

물을 자주 마시자!
체내의 수분이 부족하면
코티솔 수치가 올라가고
신진대사율이 떨어진다.

코티솔은 아침에 일어났을 때
가장 많이 분비되는데,
이는 하루를 준비하기 위함이다.
우리는 이 코티솔로
하루의 스트레스에 대비하고
에너지를 쌓아 견뎌낸다.

스트레스

통증과 쾌감을 관장하는
엔도르핀과 도파민

　인간은 본능적으로 통증과 고통은 피하려 하고, 즐거움은 계속 추구하고 싶어 한다. 호르몬의 작용 역시 이런 본능과 일치한다. 우리가 통증을 느끼면 엔도르핀을, 쾌감을 느끼면 도파민을 분비해 고통은 줄이고 쾌감을 늘린다.

　그렇다고 '두 호르몬이 계속 분비되면 행복해지는 것 아냐?'라고 생각해서는 안 된다. 이 호르몬들이 과잉 분비되면 면역 기능이 약화되어 감염 증상을 유발할 수 있고, 심하면 사회성이 결여되거나 환각 · 망상 등을 불러올 수 있다.

엔도르핀 : 출산과 죽음 직전에 최고량 분비

엔도르핀(endorphin)은 통증을 줄여주는 호르몬이다. 엔도르핀이 가장 많이 분비되는 순간은 당연히 통증이 클 때이다. 여성은 남성과 다르게 출산이라는 엄청난 고통을 겪는데, 바로 그 순간에 엔도르핀 분비량도 최고치에 이른다. 엔도르핀은 그 자체가 진통제로 모르핀의 100배에 가까운 진통 효과를 발휘한다.

출산 외에도 인간이 극도의 고통을 느끼는 순간이 한 번 더 있다. 죽음에 이르는 때이다. 미국 미시간대학교 연구팀은 쥐를 대상으로 심정지를 유도하며 호르몬의 분비를 조사했다. 그 결과 심장 박동이 떨어짐과 동시에 도파민을 비롯한 무려 10여 종이 넘는 화학물질이 분비됐다. 이는 생명체가 죽음에 이르자 고통을 줄이기 위한 작용인 것으로 추측할 수 있다.[21]

익스트림 스포츠를 즐길 때도 엔도르핀이 분비된다. 예를 들어 하늘에서 뛰어내리는 스카이다이빙은 적지 않은 스트레스를 주는데 이때도 엔도르핀이 분비되어 긴장을 낮춘다. 그러나 엔도르핀이 과다하게 분비되는 상황이 자주 반복되면 정상적인 몸의 기능이 파괴된다. 서울대학교 의과대학 서유헌 교수는 그 부작용에 대해 이렇게 말했다.

"오랜 기간 지속되는 심한 스트레스로 인해 엔도르핀이 지나치게 많이 분비되면 마약에 중독됐을 때처럼 사회성 결여와 망상·환각 등의 정신병 증세, 면역 기능 저하로 인한 감염병, 암 발생 증가 등의 부작용이 나타날 수 있다."[22]

예를 들어 마라톤을 즐기면 '러너스 하이(Runner's High)' 증상이 나타난다. 30분 이상 달렸을 때 몸이 가벼워지고 머리가 맑아지며 기분이 최고조에 달하는데 그 쾌감을 더 느끼고 싶어 쉬지 않고 달리는 상태를 말한다. 엔도르핀이 달리기의 통증을 줄이기 위해 계속 분비되기 때문이다. 하지만 엔도르핀의 과잉 분비로 통증을 느끼지 못해 결국에는 무릎이 망가질 수 있다. 그래서 운동은 적당히 해야 한다. 매일 적절히 운동하는 사람이 과도하게 운동하는 사람보다 유쾌하고 활력 넘치는 생활을 유지하는 것도 적절한 양의 엔도르핀 때문이다.

도파민 : 쾌감을 느낄 때 분비

도파민(dopamine)은 두뇌가 즐거움을 느낄 때 분비된다. 뭔가 원하던 것을 성취하거나 좋아하는 것을 했을 때 쾌감을 주고, 이를 동력으로 다시 더 큰 쾌감을 추구하도록 만든다.

사람마다 쾌감을 느끼는 지점은 다르다. 공부를 좋아하는 학생은 공부를 하면 도파민이 분비되어 더 열심히 하게 된다. 어떤 사람은 도박을 하면 도파민이 분비된다. 이는 당연히 도박 중독으로 이어진다. 음주와 흡연도 마찬가지이다.

새로운 경험을 하거나 새로운 장소에 가거나 새로운 사람을 만나는 등 새로운 자극을 받을 때, 식사·등산·쇼핑·여행 등 즐거운 행동을 할 때도 도파민 분비가 촉진된다. 따라서 초기에 도파민과 쾌감을 제대로 연결시키는 '고리'가 중요하다. 이 연결고리는 대부분 생활습관이나 사회적 경험에 의해 형성되므로 올바른 생활습관을 들이고 바람직한 부분에서 즐거운 경험을 많이 해야 한다.

다만, 무엇이든 과한 것은 좋지 않다. 어떤 한 가지 일에 과도하게 집착하면 충동을 조절하는 두뇌의 전두엽이 심하게 손상되고 결국에는 도파민이 과잉 분비되기 때문이다. 그러면 조증과 흥분 상태로 충동 조절이 잘되지 않고, 심각한 중독 증상에 시달릴 수 있다. 예를 들어 쇼핑 중독도 도파민 과잉 분비가 원인일 수 있다.

반대로 도파민이 부족하면 부정적인 생각이 많이 들고 우울감을 느끼게 된다. 이는 두뇌의 신경전달회로가 손상되었을 때 나타나는 증상이다. 심할 경우 치매가 올 수도 있다. 예를 들어 파킨슨병에 걸렸을 때는 두뇌에 '루이체'라는 물질이 쌓이면서 도파민의 분비를 방해한다. 단백질을 과잉 섭취해도 도파민 부족 증상이 생긴다. 참고로 단백질의 적정 하루 섭취량은 체중 1kg당 1g이다.[23]

도파민은 적정량이 분비되는 것이 가장 이상적인데, 다행히도 우리가 생활습관을 통해 얼마든지 분비량을 조절할 수 있다. 부족할 때는 고기, 달걀, 연어, 치즈, 바나나, 견과류, 콩 등 도파민 분비를 촉진하는 식품을 먹고, 심리적으로 안정을 취하고, 걷기나 가벼운 등산 등의 운동을 꾸준히 하는 것이 도움이 된다. 과하면 도리어 스트레스 호르몬인 코티솔이 분비되니 도파민이 적당하게 분비되도록 평소 생활습관을 잘 관리해야 한다.

비만과 폭식을 불러오는 엔도르핀과 도파민

엔도르핀과 도파민은 비만과도 관련이 있다. 둘 다 순간적으로 통증을 억제하고 즐거움을 주지만 우리 몸은 다시 평온한 상태로 되돌아간다. 이때 고당질·고지방 음식을 갈망하게 되고, 이런 음식을 지속적으로 섭취하면 결국에는 비만으로 이어진다. 우울해질수록 단 음식을 찾고 스트레스를 해소하기 위해 폭식을 하는 경우도 엔도르핀과 도파민이 그 배경에 있다.

이러한 현상들은 우리에게 '인생은 계속해서 즐거운 일만 생길 수는 없으며 평범한 일상도 견딜 수 있어야 한다'는 삶의 지혜를 준다. 만약 우리가 계속 자극을 추구하고 중독적 행위만 찾는다면 엔도르핀과 도파민의 과잉 분비로 인해 몸과 정신 건강에 적지 않은 피해를 입을 것이다.

통증과 쾌감을 관장하는 호르몬

극한 통증을 줄여주는 엔도르핀

출산을 하거나 죽음에 이를 때 분비되는
진통제 모르핀 같은 호르몬이다.
그러나 엔도르핀이 과잉 분비되는
상황이 계속되면 정상적인
몸의 기능이 파괴된다.

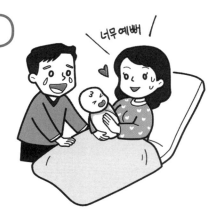

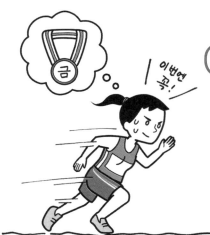

쾌감을 늘려주는 도파민

두뇌가 즐거움을 느낄 때 분비된다.
원하는 것을 성취하거나
좋아하는 것을 할 때 쾌감을 주고,
이를 동력 삼아 더 큰 쾌감을
추구하도록 만든다.

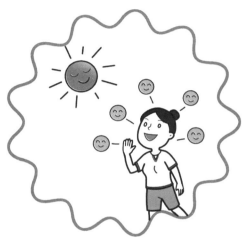

야외에서 햇볕을 쐬면
엔도르핀이 분비되어
기분이 상쾌해진다.

무엇이든 과한 건 좋지 않다.
어느 한 가지 일에 과도하게 집착하면
충동을 조절하는 두뇌의 전두엽이
심하게 손상되고,
도파민이 과잉 분비돼
결국 심각한 증독에 빠진다.

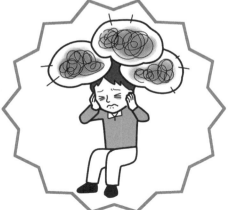

PART 4

호르몬 균형으로
젊고 건강하게!

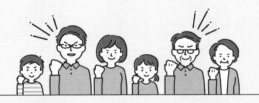

젊고 건강하게 살려면 호르몬 균형이 중요하다.
문제는 정상적인 호르몬 분비를 교란시키는 주범이
우리의 잘못된 식생활과 생활습관이라는 점이다.
당지수가 높은 음식, 가공식품 등을 많이 먹으면
특정 호르몬의 분비가 과하게 촉진되거나 반대로 부족해진다.
여기에 음주와 흡연을 일상적으로 하거나
쉬지 못하고 늘 일에 치이며 스트레스를 받을 때,
수면이 충분하지 않을 때, 운동을 게을리 할 때도
호르몬 분비가 교란되어 우리 몸은 활력과 생기를 잃는다.
호르몬 균형을 되찾기 위한 올바른 식생활과 생활습관에는
어떤 것이 있는지 알아보자.

식생활을 바꾸면
호르몬 균형이 잡힌다

호르몬의 분비에 있어서 가장 중요한 것 하나를 꼽으라면 바로 '균형'이다. 호르몬의 균형이 깨지는 순간, 우리 몸의 건강도 깨지기 때문이다.

호르몬은 몸에 미치지 않는 곳이 없을 정도로 광범위하게 작용하기 때문에 호르몬 균형에 문제가 생기면 정상적인 생활이 힘들어진다. 하지만 현대인의 생활은 호르몬 균형 유지와는 거리가 먼 경우가 많다. 너무 늦게 자거나 밤낮이 바뀌는 생활을 하고, 달고 기름진 식사를 하고, 운동을 멀리하고, 술을 많이 마시며 스트레스에 시달리는 생활은 모두 호르몬의 정상적인 분비와 균형을 깨뜨리는 대표적인 요인들이다.

그중에서 가장 기본인 것은 식생활이다. 호르몬이 원활하게 분비되려면 먼저 영양소를 골고루 섭취해야 한다. 우리가 매일 먹는 음식을 통해 만들어지는 에너지와 온몸으로 전해지는 영양분은 호르몬을 만드는 재료가 된다. 무엇을 어떻게 먹느냐가 얼마나 호르몬의 분비를 활성화하느냐와 밀접한 연관이 있다.

그동안 육식 중심의 식단, 과식과 폭식, 야식 등으로 균형이 깨진 식생활을 했더라도 다음에 소개하는 식생활로 바꾸면 혈액이 깨끗해지고 혈관이 건강해져 호르몬 균형이 잡히고 호르몬의 작용 또한 균형을 이룰 수 있다.

좋은 지방을 섭취하자

지방은 몸에 좋지 않다고 생각하는 경우가 많지만, 모든 지방이 몸에 좋지 않은 것은 아니다. 불포화지방산, 특히 오메가-3지방산은 몸에 좋은 지방으로 프로게스테론, 에스트로겐 등의 호르몬 조절을 돕는다. 또한 혈중 콜레스테롤 수치를 떨어뜨리고 혈관을 깨끗하게 해 호르몬을 각 세포와 장기에 원활히 전달한다.

오메가-3지방산이 풍부한 식품으로는 등 푸른 생선과 올리브유, 아마씨, 견과류 등이 있으니 평소 적절하게 섭취하자.

단백질은 충분히 섭취하자

호르몬 생성에 가장 중요한 영양소는 단백질이다. 단백질은 동물성 단백질과 식물성 단백질로 나뉜다. 동물성 단백질은 식물성 단백질보다 필수 아미노산(반드시 음식으로 섭취해야 한다)이 더 많이 들어 있지만, 포화지방 즉 나쁜 지방이 많다는 단점이 있다. 포화지방을 많이 섭취하면 염증을 유발하고 혈액이 더러워져 심혈관 질환에 걸릴 수 있다. 따라서 동물성 단백질과 식물성 단백질을 균형 있게 섭취하는 것이 무엇보다 중요하며, 반드시 '질 좋은 단백질'을 섭취해야 한다.

아미노산의 구성을 생각하면 동물성 단백질과 식물성 단백질을 반반씩 섭취하는 것이 가장 좋은데, 전체 단백질 섭취량 중 동물성 단백질은 최소 30% 이상 먹어야 한다. 동물성 단백질이 풍부한 식품은 소고기·돼지고기·생선·치즈·달걀·우유 등이고, 식물성 단백질이 풍부한 식품은 잎채소·씨앗류·견과류·콩류·통곡류 등이다.

단백질이 부족할 때 생기는 증상은 호르몬에 이상이 있을 때 나타나는 증상과 비슷하다. 일단 단 음식이 먹고 싶어진다. 단백질의 중요 기능의 하나가 혈당을 안정화하는 것이어서 단백질을 충분히 섭취하지 못하면 혈당이 요동치면서 혈당을 빠르게 올리려는 욕구가 강해져 이런 현상이 나타난다. 머리가 몽롱해지는 것도 단백질 부족 증상 중의 하나이다. 단백질이 두뇌에 영양분을 공급하는 역할을 하기 때문이다. 이외에도 기운이 없거나 머리카락이 빠지는 증상이 생긴다. 이러한 증상이 나타나면 호르몬도 위험한 상태라는 것을 즉시 알아채야 한다.

해조류는 적당량 섭취하자

갑상샘 호르몬의 원료인 아이오딘(요도드)이 많이 들어 있는 김, 미역, 다시마 등의 해조류를 적당량 섭취하는 것도 중요하다. 갑상샘 호르몬은 우리 몸의 대사 속도를 조절하는 역할을 한다. 체온 유지와 세포의 대사를 촉진하고, 두뇌와 각 장기의 기능도 돕는다. 하지만 갑상샘 호르몬은 과해도 부족해도 문제다. 너무 과하면 바세도우병 같은 갑상샘 기능 항진증에 걸리고, 너무 부족하면 온몸의 대사가 저하된 상태로 크레틴병 같은 갑상샘 기능 저하증에 걸리기 쉽다. 따라서 해조류는 적당량 섭취하는 것이 좋다.

식이섬유는 충분히 먹자

호르몬이 각 세포와 장기에 도달해 원활한 작용을 하기 위해서는 혈액이 깨끗하고 혈관이 건강해야 한다. 그러려면 무엇보다 장이 건강해야 한다.

장 건강에 좋은 영양소는 식이섬유가 최고다. 식이섬유는 유익균의 먹이가 되어 장내 환경을 건강하게 만들고 중성지방, 혈중 콜레스테롤, 각종 독성물질을 체외로 배출하기 때문이다. 하지만 과잉 섭취하면 오히려 변비가 생기는 부작용을 일으키니 적당하게 먹고, 식이섬유가 풍부한 채소들은 소화효소로는 잘 분해되지 않으니 많이 씹어 먹는 것이 좋다.

물은 충분히 마시자

우리 몸은 호르몬을 비롯해 소화액, 혈액, 산소, 영양소 등의 체내 물질이 원활히 순환해야 건강한 상태를 유지한다. 물은 이러한 체내 물질의 순환에서 필수적인 역할을 한다. 노폐물과 독성물질이 배출되는 것도, 혈액이 묽어지는 것을 예방하는 것도 물의 역할이다. 혈액 내 적절한 수분 함량이 지켜지지 않으면 혈전이 혈관을 막아 심근경색이나 뇌경색 등을 초래할 수 있다. 그러니 목이 마르지 않더라도 물은 수시로 마셔야 한다.

하지만 물 섭취가 중요하다고 과잉 섭취하면 체내 균형이 깨질 수 있으니 미네랄이 살아 있는 물을 천천히, 적정량을 마시자. 세계보건기구(WHO)가 권장하는 하루 물 섭취량은 1.5~2ℓ다.

커피는 식후&오후에 마시자

커피는 여러 면에서 우리 몸에 도움을 주지만, 마시는 시간에 주의해야 한다. 아침에는 우리 몸이 각성을 하기 위해 코티솔이 분비되는데 이때 각성 효과를 유발하는 커피를 마시면 우리 몸이 과하게 각성되어 두통, 가슴 두근거림 등의 증상이 나타난다. 코티솔의 과잉 분비는 오히려 스트레스를 유발하고 고혈압을 비롯한 각종 심혈관 질환을 불러온다. 그러니 커피는 기상 후에 바로 마시지 말고 반드시 음식을 섭취한 뒤에, 그리고 오후에 마시는 것이 좋다.

호르몬 분비를 교란시키는 식생활은 멀리하자

아무리 맛있어도 몸에 좋지 않은 음식은 결국 호르몬 분비에 나쁜 영향을 미친다. 따라서 자신이 먹는 음식이 호르몬에 어떤 영향을 미칠지 생각해보고, 호르몬 분비를 교란시키는 음식은 되도록 멀리하자.

■ 당지수가 높은 음식

당지수(GI)란 탄수화물이 포함된 음식을 섭취했을 때 식후에 혈당이 얼마나 빠르게 상승하는지를 알려주는 지표이다. 단순포도당 50g을 섭취했을 때의 혈당 상승 속도를 100으로 잡는데, 당지수가 70 이상이면 '당지수가 높다'고 말하고, 55 이하면 '낮다'고 한다.

당지수가 낮으면 섭취한 음식이 서서히 소화되기 때문에 혈당 역시 천천히 오른다. 그러면 인슐린 저항성(72쪽 참조)이 생기지 않아 몸에 큰 무리를 주지 않는다.

주식인 쌀을 놓고 봤을 때 현미밥의 당지수는 56, 백미밥은 84이다. 일반적으로 백미밥을 먹고 나면 '속이 든든하다'는 느낌이 드는데, 이는 혈당이 빠르게 치솟아서 몸에 순간적인 에너지가 생기기 때문이다. 하지만 건강면에서 보면 썩 좋은 현상은 아니다. 빠르게 치솟은 혈당은 빠르게 떨어져 더 허기를 느끼게 하고, 다음 식사 전에 간식을 먹거나 혹은 배고픔을 참다 결국 폭식을 하게 만든다. 이 과정에서 인슐린이 급격하게 분비되고 혈액이 끈적끈적해진다. 이는 당뇨병을 유발하고, 비만, 고혈압, 고지혈증, 심장병 등 각종 심혈관 질환의 원인이 된다. 당지수가 높은 음식은 정제된 곡물·과자·빵·패스트푸드 등이고, 토마토·귤·사과·양배추·우유 등은 당지수가 낮다.

더불어 식사를 천천히 하는 것도 중요하다. 렙틴은 식사를 시작하고 20분 뒤에 분비되기 때문에 밥을 빨리 먹을 경우 많이 먹게 되어 식사 후에 고통스러운 포만감을 느끼게 된다.

■ 가공식품

햄·소시지 등의 가공육을 비롯해 다양한 가공식품에는 화학첨

가물이 함유되어 있다. 이러한 물질들은 신진대사에 문제를 일으키고 호르몬의 불균형을 초래한다. 특히 코티솔을 과잉 분비시켜 신경과민을 일으킬 수 있다.

■ 트랜스지방

트랜스지방은 체내에 들어오는 불포화지방을 밀어내고 '혈관 청소부'인 HDL콜레스테롤이 제 기능을 하지 못하도록 변형시켜 세포 독성과 혈관 독성을 유발한다. 트랜스지방은 주로 케이크, 빵, 가공 초콜릿, 감자튀김, 피자, 팝콘, 토스트, 튀김류 등에 많이 들어 있다.

■ 통조림 식품과 캔 음료

통조림 식품과 캔 음료의 캔 안쪽에는 녹슬지 않도록 보호용 코팅제인 비스페놀-A가 사용된다. 비스페놀-A는 체내에 들어와 정상적인 호르몬 분비를 방해하고 교란시키는, 대표적인 환경호르몬이다.

2017년 한양대학교 식품영양학과 엄애선 교수팀은 대형마트에서 파는 통조림 식품과 캔 음료 등 25종을 조사한 결과 21종에서 비스페놀-A가 검출됐다고 발표했다. 물론 검출량이 우려할 만한 수준은 아니었지만 그렇다고 안심할 수는 없다. 자주 먹을수록 비스페놀−A가 체내에 많이 유입되므로 아예 멀리할 수 없다면 섭취 횟수를 최소화하자.

■ 감정적 식사

스트레스를 받으면 세로토닌 수치가 떨어진다. 세로토닌이 부족해지면 두뇌에서 '배고프다'는 신호를 보내고 몸은 단맛이 나는 음식을 찾는데, 이때의 배고픔은 '가짜 배고픔'이다. 또 스트레스를 받으면 코티솔이 분비된다. 코티솔은 식욕을 억제하는 렙틴을 줄여 식욕이 돌게 만든다. 이렇게 스트레스 상황에서는 세로토닌의 저하와 코티솔의 증가가 복합적으로 작용해 가짜 배고픔을 느끼게 하고 자극적인 음식을 찾게 만들어 자칫 비만이 되기 쉽다.

■ 야식

밤 9시 이후에는 절대 음식을 먹어서는 안 된다. 밤에는 장의 활동이 현저히 떨어져서 같은 양의 음식을 섭취해도 제대로 소화시키지 못해 장에 노폐물을 가득 남기게 된다. 또 야식을 하면 식욕 조절 호르몬도 교란된다. 그리고 아침에 분비되어야 할 스트레스 대처 호르몬인 코티솔이 분비되지 않으니 스트레스에 극도로 취약한 몸이 되고 만다.

식생활을 바꾸면 호르몬 균형이 잡힌다

호르몬 분비에 좋은 식생활

01
좋은 지방 섭취

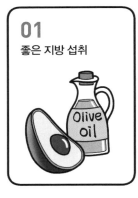

02
단백질 충분히 섭취

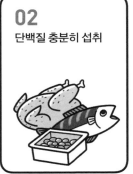

03
해조류 적당량 섭취

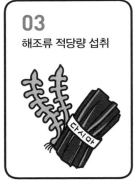

04
식이섬유 충분히 섭취

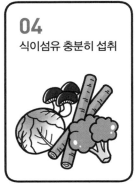

05
물 충분히 섭취

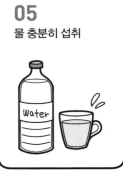

06
커피는
식후&오후에~

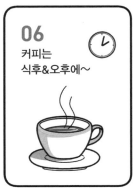

호르몬이 원활하게 분비되려면
먼저 영양소를 골고루 섭취해야 한다.
우리가 매일 먹는 음식을 통해
만들어지는 에너지와
온몸으로 전해지는 영양소는
호르몬을 만드는 원료가 된다.

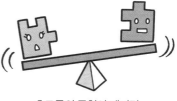

호르몬의 균형이 깨지면
우리 몸의 건강도 깨진다.

호르몬 분비를 교란시키는 식생활

01
당지수 높은
음식 섭취

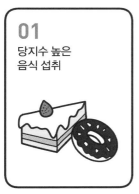

02
가공식품과
트랜스지방 섭취

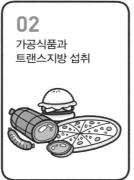

03
통조림 식품과
캔 음료 섭취

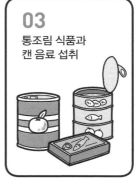

04
감정적 식사

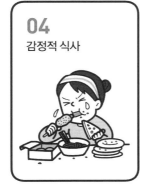

05
야식

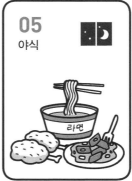

생활습관을 조금만 바꿔도 호르몬 균형이 잡힌다

　호르몬 균형을 유지하기 위해 식생활을 바로잡고 나서 해야 할 일은 생활방식, 즉 생활습관을 바로잡는 것이다.

　생체시계에 따른 생활을 하고, 긍정적인 마음으로 원만한 대인관계를 맺고, 취미활동과 여행 등으로 생활의 변화을 주고, 목욕·마사지·운동 등으로 긴장을 풀며 스트레스를 관리하고, 적절한 휴식과 수면을 취하는 등 일상의 생활습관도 균형을 잡아줘야 한다. 그래야 호르몬과 자율신경계가 균형을 이뤄 몸의 항상성과 면역력을 높이고 젊고 활기찬 삶을 살아갈 수 있다.

생체시계를 따르는 생활을 하자

생활습관 중 가장 중요한 것은 생체시계를 따르는 생활을 하는 것이다. 생체시계에 어긋나는 생활을 하면 호르몬 균형이 깨져서 몸의 항상성을 유지하기 어렵고, 면역력도 급격히 떨어져 각종 질병에 걸릴 수 있다.

생체시계의 주기는 24시간으로, 내분비계에서는 해당 시간대에 가장 필요한 호르몬을 분비한다. 오전 6시에는 세로토닌을 분비해 잠을 깨우고 두뇌와 각 장기들이 활동할 수 있도록 준비시킨다. 오전 8시가 되면 스트레스에 대처하는 코티솔을 분비한다. 아침에 코티솔을 분비하는 이유는 하루 동안 받을 스트레스에 대비하기 위함이다. 오전 8시부터 분비되는 코티솔의 분비량은 12시에 정점에 이르렀다가 점차 줄어든다.

오전 9시부터는 식욕을 느끼게 하는 그렐린과 식욕을 떨어뜨리는 렙틴의 작용이 시작된다. 이 작용은 주기적으로 하루 세 번의 식사 때마다 반복된다. 그리고 오후 8시가 되면 몸은 서서히 수면을 준비하는데 갑상샘 자극 호르몬이 급격히 분비되면서 신경 활동이 다소 억제된다. 밤 9시부터는 성장호르몬이 분비되어 잠을 자는 동안 몸의 회복을 돕는다. 이어 밤 10시~새벽 2시에는 멜라토닌을 분비해 깊은 수면에 들게 하고 면역세포를 활성화해 면역력을 복구한다.

하지만 이러한 생체시계에 어긋난 생활을 하면 호르몬 분비에 교란이 생겨 많은 문제를 일으킨다. 특히 낮밤이 바뀐 생활을 하는 것은, 낮에는 햇볕을 쐬어 비타민D를 합성하고 밤에는 멜라토닌을 분비하는 생체시계를 역행하는 습관이다. 이런 생활을 지속하면 비타민D를 합성할 기회를 잃고 만다. 잠잘 때 분비되는 멜라토닌은 면역세포를 활성화하고 활성산소를 제거하고 신경세포를 보호하는 역할을 하는데 밤에 자지 않고 깨어 있으면 멜라토닌이 분비될 기회 역시 사라진다.

많이 웃고, 자주 포옹하자

일상에서 많이 웃으면 호르몬 균형 유지에 큰 도움이 된다. 일단 엔도르핀 같은 호르몬이 적절하게 분비되어 면역력을 강화하고 코티솔과 아드레날린 등의 분비를 줄여서 혈압을 낮춘다. 매일 30분씩 예능 프로를 보면서 웃으니 1년 뒤 HDL콜레스테롤 수치가 대조군보다 26% 높아지고, 염증 수치는 66% 정도 낮아졌다는 미국 로마린다대학교의 연구 결과도 있다.

웃음은 세로토닌의 분비를 증가시켜 통증을 덜 느끼게도 한다. 억지로 웃는 '가짜 웃음'도 진짜로 웃을 때의 90%에 가까운 효과가 있다고 한다.

자주 포옹하는 것도 좋다. 카네기멜론대학교의 머피 박사 연구 팀은 포옹이 스트레스를 줄일 수 있다는 사실을 입증했다. 한 커플을 대상으로 포옹 전과 후에 옥시토신과 아드레날린 수치가 어떻게 변하는지 연구한 결과 22초 동안 포옹하면 아드레날린 수치가 떨어지고 옥시토신 수치가 올라가는 것으로 나타났다. 포옹이 옥시토신 수치를 올리도록 돕기 때문이다.

복식호흡을 하자

호흡은 스트레스를 날리는 가장 중요한 방법 중 하나다. 스트레스를 받을 때는 스트레스를 가중시키는 얕은 숨을 쉴 가능성이 높다. 횡경막으로 하는 복식호흡을 하면 우리 몸에 더 많은 산소가 공급되어 더 많은 에너지를 가져다주고 신진대사가 활발해져 기분까지 좋아진다. 이렇듯 호흡을 제대로 하면 코티솔 수치를 낮추고 다이어트에도 도움이 된다.

충분한 휴식과 수면을 취하자

휴식도 충분히 취해야 한다. 자연을 가까이하며 마음을 안정시키면 세로토닌이 증가해 두뇌의 호르몬 분비 능력이 향상된다. 이를 통해 식욕이 조절되고, 잠을 충분히 잘 수 있으며, 우울증에서도 벗어나게 된다. 무엇보다 사랑하는 사람과 휴식을 취하면 옥시토신이 분비되어 행복감을 느끼고 피로감은 사라지는 일석이조의 효과를 얻을 수 있다.

밤에는 잠을 잘 자야 한다. 주로 밤 10시에서 새벽 1~2시까지 분비되는 멜라토닌은 하루의 피로를 씻어주는 중요한 호르몬이다. 하지만 이 시간에 깨어 있으면 멜라토닌이 정상적으로 분비되지 않아 다음날 컨디션이 엉망이 된다.

잠이 부족하면 과식할 가능성이 높아진다. 하루에 6시간 이하로 자면 그렐린이 늘어나고 렙틴의 분비가 줄어든다. 그러면 과식을 하게 되고 배가 부른데도 식욕을 억제하지 못한다. 게다가 수면을 통해 충분히 휴식하지 못한 두뇌는 칼로리가 높은 음식을 갈망한다. 따라서 잠을 충분히 자야만 비만을 예방할 수 있다.

수면 부족은 노화까지 유발한다. 우리 몸은 잠을 충분히 자면 성장호르몬을 분비하지만 그렇지 않을 경우엔 성장호르몬 분비가 줄어 빨리 늙는다. 잠자기 전에 38~40℃의 따뜻한 물에서 반신욕이나 족욕을 하며 몸의 긴장과 피로를 풀고 체온을 높이면 신진대사가 촉진되어 숙면에 도움이 된다.

금주와 금연은 반드시 실천하자

음주 역시 호르몬 분비와 깊은 연관이 있다. 알코올은 남성호르몬인 테스토스테론의 분비를 낮추기 때문에 남성의 성적 능력을 저하시키고, 뇌세포를 파괴해서 호르몬 분비를 관장하는 두뇌의 기능에 악영향을 미친다. 그러면 테스토스테론뿐만 아니라 다른 호르몬의 분비에도 영향을 준다.

흡연도 호르몬 분비를 교란시킨다. 체내에 니코틴이 들어가면 교감신경계가 흥분하면서 도파민이 과잉 분비되어 일시적으로 기분이 좋아지지만 급격하게 도파민이 줄어 오히려 불안하고 초조한 상태가 된다. 흡연을 하면 코티솔도 35% 증가하는데, 코티솔은 지방 분해를 억제해 뱃살을 찌우는 원인이 된다. 금연만 해도 복부비만의 위험성이 20% 이상 낮아진다는 연구 결과도 있다.

호르몬 균형을 위한 생활습관

생체시계에 따르는 생활하기

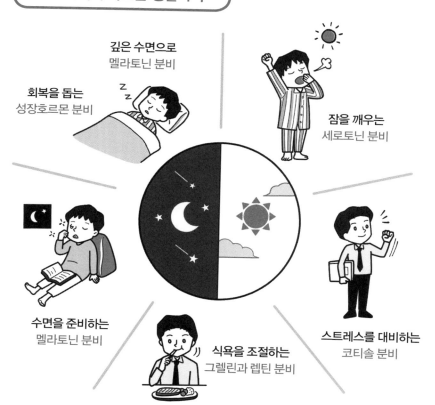

깊은 수면으로
멜라토닌 분비

회복을 돕는
성장호르몬 분비

잠을 깨우는
세로토닌 분비

수면을 준비하는
멜라토닌 분비

식욕을 조절하는
그렐린과 렙틴 분비

스트레스를 대비하는
코티솔 분비

생체시계를 따르며 생활하자.
생체시계에 어긋나는 생활을 하면
호르몬 균형이 깨져서
몸의 항상성을 유지하기 어렵고,
면역력도 급격히 떨어져
각종 질병에 걸릴 수 있다.

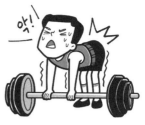

무엇이든지 과도한 것은
좋지 않음을 명심하자!

호르몬 균형을 위한 생활하기

01
많이 웃고,
자주 포옹하기

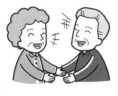

02
복식호흡하기

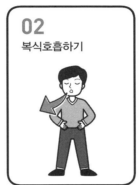

03
충분한 휴식과
수면 취하기

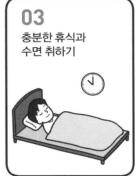

04
금주, 금연하기

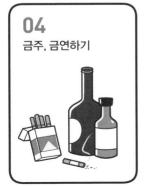

05
유산소운동과
근육운동하기

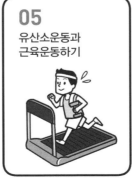

06
햇볕 쐬며 걷기

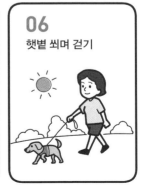

적절한 운동으로
호르몬 분비를 최적화한다

전문가들은 운동을 '호르몬을 (무제한) 리필하는 최고의 방법'이라고 말한다. 규칙적으로 매일 운동하는 사람은 건강의 모든 면에서 도움을 받고, 호르몬 분비도 최적화할 수 있다. 운동을 꾸준히 하면 엔도르핀 분비를 도와 정신 건강에도 좋은 영향을 미친다. 엔도르핀은 기분을 좋게 하고 각성 효과를 높이며, 스트레스 호르몬을 전부 소모해 마음을 안정시키고, 우리 몸으로부터 먹으라는 신호를 거두어들여 식욕 억제에도 도움을 준다. 다만 유산소운동과 근육운동(무산소운동)을 동시에 적절히 해야 한다.

유산소운동과 근육운동을 동시에 하자

　운동은 남녀노소를 불문하고 모두에게 중요하지만, 특히 30대 후반, 40대 초반부터는 건강 유지에 필수적이다. 이때부터는 쉽게 지치고, 일의 능률이 떨어지며, 우울감이 생길 수 있기 때문이다. 또 신진대사가 약화되어 같은 양의 음식을 섭취해도 체지방이 증가하고, 팔다리 근육이 줄어들고, 호르몬 분비도 잘되지 않는다. 하지만 유산소운동을 하루에 30분, 일주일에 3회 이상 하면 각종 호르몬이 활성화되어 몸에 활기가 돈다. 숙면을 취할 수 있고, 식욕을 줄이는 렙틴이 증가해 적당량의 식사로 적정 체중을 유지할 수 있다.

　2019년 인제대학교 서울백병원 비뇨기의학과에서는 '심폐 기능을 강화하는 운동이 남성호르몬인 테스토스테론의 수치를 높인다'는 연구 결과를 발표했다. 유산소운동이 남성의 성적 능력 향상에 도움이 된다는 말이다. 운동을 하면 발기부전 증상이 38%까지 개선된다는 해외의 연구 결과도 있다.

　또한 근육운동을 통해 근육을 단련시키면 기초대사량이 올라가고 혈액 순환이 원활해져 각종 호르몬 분비에 도움이 된다. 꼭 헬스장을 찾을 필요는 없다. 집에서 아령으로 팔 근육을 강화할 수 있고, 팔굽혀펴기만 해도 충분하다. 다리 근육 역시 간단한 스쿼트 동작만 해도 단련이 된다. 좀 더 강한 운동을 하고 싶다면 종아리에 모래주머니를 차고 제자리걸음을 해도 된다.

근육운동은 일주일에 2~3회, 한 번에 30분 정도면 충분하다. 근육이 성장하려면 회복되기까지 휴식이 필요하기 때문에 이틀 연속 운동을 하면 근육에 피로가 쌓여 도리어 근육이 줄어들 수 있다.

햇볕을 받으며 운동하자

운동은 야외에서 햇볕을 받으면서 하는 것이 좋다. 햇볕을 쐬면 비타민D가 생성되고 이것이 다시 두뇌에서 세로토닌을 분비시킨다. 세로토닌은 기분을 좋게 하고 활력 넘치는 생활을 하게 만든다.[24]

햇볕의 유용함은 과학적으로 증명되었다. 미국 하버드대학교 의과대학 연구진들은 털을 깎은 쥐의 피부에 일주일에 5회씩 6주간 화상을 입지 않을 정도의 자외선을 쐬었다. 그 결과 피부에서 프로오피오멜라노코르틴(POMC)이 합성되었는데, 이는 멜라닌 성분을 생성시키는 동시에 베타엔도르핀이 분비되게 작용했다.

베타엔도르핀은 통증을 못 느끼게 하고 기분까지 좋아지게 만들

어 '마약 호르몬'으로 불린다. 실제로 마약 성분인 모르핀을 투여
했을 때의 수용체와 베타엔도르핀의 수용체가 동일하다. 이는 과
학적으로 두 물질이 거의 같다는 의미이다. 통증을 어느 정도 완화
하는가 하면, 일반 쥐는 52℃의 뜨거운 물체에서 2초 만에 발을 뗐
지만, 베타엔도르핀이 분비된 쥐는 무려 10초가 지나서야 통증을
느끼고 발을 뗐다.[25]

운동은 적당히 하자

　운동을 할 때 주의할 것이 있다. 운동을 너무 지나치게 하면 코
티솔 수치가 과도하게 증가해 오히려 몸에 부정적인 영향을 준다
는 점이다. 사실 운동은 우리 몸에 억지로 자극을 주는 활동이기에
적당한 운동은 활력을 주어 몸 전체를 활성화시키지만 너무 과하
면 무기력증 등을 불러올 수 있다.
　특히 음주 다음날 운동을 무리하게 하면 오히려 근육이 손실된
다. 음주 다음날엔 근육운동보다는 영양을 충분히 섭취해 숙취를
해소하면서 스트레칭과 가벼운 운동으로 몸에 활력을 주는 것이
낫다.

생활용품이
호르몬을 교란시킨다

환경호르몬은 내분비계를 교란시켜서 내분비계에 장애를 일으키는 독성 화학물질이다. 다양한 경로로 체내에 들어와 호르몬처럼 작용하며 부정적인 영향을 끼친다. '호르몬처럼 작용한다'는 말은 '체내에 들어와 원래의 호르몬과 합성하고 수용체와 결합한 후 호르몬의 신경전달 체계를 교란시킨다'는 것을 의미한다. 그 결과 생태계 자체에 영향을 미치는 것은 물론 다음 세대의 생식 기능에도 부정적인 영향을 끼친다.

하지만 독성 화학물질이 모두 환경호르몬처럼 작용하는 것은 아니다. 예를 들어 특정 화학물질은 피부에 닿는 즉시 극심한 고통과 손상을 준다. 이런 물질은 독성 화학물질이라고 부를 수는 있지만, 인체에 들어와 호르몬처럼 작용하지도 않고 오존층 파괴나 다음 세대의 생식 기능에 영향을 미치지는 않으니 환경호르몬이라고 할 수는 없다.

환경호르몬의 종류로는 살충제, 농약, 다이옥신, 합성에스트로겐, 스티로폼의 주성분인 스틸엔 이성체 등이다.

일상 속 독성 화학물질과 환경호르몬

일상 속에서 우리를 위협하는 독성 화학물질과 환경호르몬은 수십여 가지에 달하지만 그중에서도 유독 우리 몸에 치명적인 영향을 끼치는 물질들이 있다. 파라벤, 프탈레이트, 비스페놀−A, 벤조피렌, 다이옥신, 계면활성제 등이다.

이들 화학물질은 독성이 아주 강하고, 생활용품에 많이 쓰여 우리 몸과 접촉 빈도가 높으니 특별히 노출 빈도를 최소화하는 노력을 꾸준히 해야 한다.

■ 파라벤

이 화학물질은 여성호르몬과 유사해 체내에 들어왔을 때 진짜 호르몬처럼 행세한다. 주로 화장품에 방부제로 사용된다.

■ 프탈레이트

이 화학물질은 내분비계 장애를 일으켜 신체가 완전히 성숙하지 않은 아이들에게 매우 위험한 물질이다. 딱딱한 플라스틱을 유연하게 만드는 첨가물로 사용되며, 학용품과 장난감 같은 어린이 용품에도 들어간다.

■ 비스페놀-A

젖병, 물병 등 투명하고 단단한 플라스틱 용품에 광범위하게 사용되고, 통조림 캔의 안쪽 면이 녹슬지 않도록 코팅하는 데 쓰인다. 비스페놀-A는 체내에 흡수된 후 24시간 내에 배출되는 것으로 알려져 있지만 음식물과 섞여서 체내로 들어오면 두뇌 기능을 저하시키는 것은 물론 신진대사를 방해하고 성호르몬을 교란시킨다. 정자 수 감소, 비만, 성조숙증은 물론 여성의 몸에서는 극심한 생리통, 유방암, 자궁내막근종 등을 일으킨다.

■ 벤조피렌

육류의 탄 부분에서 검출되는 벤조피렌은 잔류 기간이 길고 독성이 강한 것은 물론 우리 몸의 유전정보를 가지고 있는 DNA에 작용해 DNA의 정상적인 복제를 저해하고 결과적으로 암을 유발한다. 라면, 분유, 식용유 등 일반 가공식품에 사용된다.

■ 다이옥신

쓰레기 소각장에서 발생하는 환경호르몬으로 '인간이 만든 물질 중 가장 위험한 독극물'로 불린다. 선천적인 기형아를 출산할 수 있으며 발달장애, 면역체계 손상은 물론 호르몬과 관련된 암을 유발한다. 특히 물에 잘 녹지 않기 때문에 한번 체내에 축적되면 소변으로 잘 빠져나가지 않는 경향이 있다.

■ 계면활성제

우리가 일상에서 매일 사용하는 샴푸와 린스, 비누, 입욕제는 물론 거의 모든 세척제와 세정제에 들어 있다. 계면활성제가 각종 청결 용품에 들어가는 이유는 지용성 이물질의 경우 물로는 잘 씻기지 않기 때문이다.

계면활성제가 체내에 유입되면 적지 않은 문제를 발생시킨다.

신장과 간 기능을 저하시키는 것은 물론, 기형아의 출산 가능성을 높이고, 혈액을 끈적이게 만들어 면역력을 떨어뜨린다. 더 심각한 것은 체내에 이미 축적되어 있는 독성 화학물질과 섞여서 세포 속으로 흡수된다는 점이다. 그 결과 암을 비롯한 각종 만성퇴행성 질환을 유발하고, 피부 노화도 동반한다.

계면활성제는 천연 계면활성제과 합성 계면활성제가 있는데, 되도록 천연 계면활성제로 만든 청결 용품을 쓰는 것이 좋다. 천연계면활성제는 코코넛오일을 사용하지만, 대부분은 화학적으로 만들어진 합성 계면활성제를 사용하게 된다.

우리 몸에서 독성 화학물질 빼내기

독성 화학물질이 아무리 위험하더라도 자연스럽게 배출된다면 문제는 없다. 독성 화학물질의 일부는 일반적인 순환에 의해 자연스럽게 배출되지만 잘 배출되지 않는 물질도 있다. 특히 몸이 건강하지 않은 상태에서는 그 순환 자체가 쉽지 않으니 몸속의 독성물질을 밖으로 빼주는 디톡스를 인위적으로 해줘야 한다. 디톡스를 하면 그나마 체내에 유입되는 독성 화학물질과 맞설 수 있고, 호르몸 균형을 유지하며 건강을 지킬 수 있다.

독성 화학물질은 대부분 체내 장기에 머물기에 각 장기별로 어떻게 독성 화학물질이 쌓이고, 어떤 방법으로 배출되는지를 살펴보자.

■ 장 : 독소의 75%가 머무는 곳

장(腸)은 전체 독소의 75% 정도가 머무르는 장기이다. 우리가 먹은 음식이 소화되고 남은 찌꺼기들은 대변으로 배출되어야 하는데, 대변에는 인체가 면역력을 통해서 배출해낸 독소들도 섞여 있다. 그렇기에 배변이 잘돼야 독소 배출도 원활히 이루어진다. 만약 장운동이 원활하지 못해 숙변이 계속 쌓이면 독소도 함께 몸속에 남아 있을 수밖에 없다. 우리가 장 건강을 잘 관리해야 하는 이유이다.

장 건강을 위해서는 유산균과 식이섬유를 꾸준히 섭취해 장내 유익균을 늘려야 한다. 유산균은 김치, 청국장, 요거트, 낫토, 막걸리 등에 많이 들어 있고, 식이섬유는 현미, 각종 채소, 과일, 콩류 등에 들어 있다. 그리고 육류를 많이 섭취할 경우 장 건강을 해칠 수 있다는 점도 유의해야 한다.

■ 신장 : 과도한 나트륨 섭취는 피해야

우리 몸속의 정수기나 다름없는 신장은 혈액 속에 있는 불순물,

독성 화학물질 등을 걸러주고 몸속의 수분량을 적절하게 조절하는 기능을 한다. 따라서 신장이 고장나면 몸의 수분량이 잘 조절되지 않아 항상성이 깨지는 것은 물론 각종 불순물과 독성 화학물질이 체내에서 걸러지지 않고 남게 된다. 그러면 몸속이 깨끗하지 않고 영양도 제대로 흡수되지 않는 악순환을 겪게 된다.

신장이 독성 화학물질을 배출하기 위해서는 물을 충분히 마셔야 한다. 물을 마실 때는 인체에 꼭 필요한 칼슘, 마그네슘, 철, 망간 등의 미네랄이 살아 있는 물을 마셔야 한다. 미네랄이 살아 있는 물은 체내 효소를 활성화시켜 면역력을 향상시킨다. 특히 칼륨은 체액의 삼투압을 조절해 과잉 나트륨을 세포 밖으로 배출해준다.

나트륨의 과잉 섭취는 신장 건강을 악화시킨다. 우리 몸에 섭취되는 염분의 95%는 신장에서 대사를 하기에 필요량 이상으로 나트륨을 섭취하면 신장이 능력 이상의 기능을 수행해야 하고, 이것이 장기화될 때에는 나트륨을 처리할 수 없는 상태에 이른다. 따라서 라면 등 나트륨이 지나치게 많이 들어 있는 식품과 탄산음료 등은 적극 피해야 한다.

■ 간 : 해독된 독성 화학물질을 장으로 이동

간은 해독과 대사를 담당하는 중요한 장기이다. 독성 화학물질을 물에 녹기 쉬운 형태로 바꾸고 혈액을 맑게 유지함으로써 독소가 원활하게 배출될 수 있게 한다. 또 간에서 만들어지는 담즙은 해독된 독성 화학물질을 장으로 이동시켜 대변으로 배출하도록 한다. 하지만 과로, 과음 등으로 간이 쉬지 못하면 간 기능은 서서히 떨어지고, 독성 화학물질의 배출 능력도 현저히 낮아진다. 따라서 무엇보다 간 건강이 중요하다.

간 건강을 위해서는 잦은 음주와 기름진 음식을 피해야 한다. '소주에 삼겹살'이라는 음주 방식은 간에 상당한 무리를 준다. 또 일상이 지나치게 피곤해도 간의 해독 능력을 떨어뜨리니 스트레스를 피하고 충분한 수면을 취해야 한다.

장, 신장, 간의 해독 과정을 보면 기본적인 신진대사가 원활하지 않은 사람은 독성 화학물질도 제대로 배출할 수 없다는 사실을 알 수 있다. 결국 독성 화학물질의 배출도 '원활한 신진대사'에서 시작된다는 점을 잊어서는 안 된다. 또한 일상에서 독성 화학물질을 배출할 수 있는 항산화 성분, 즉 비타민과 미네랄이 풍부한 채소와 과일을 충분히 섭취하는 식생활과 땀이 날 정도의 적절한 운동, 혈액순환을 돕는 목욕(족욕, 반신욕 등), 그리고 무엇보다 생체시계를 따르는 생활을 하는 것이 중요하다.

호르몬을 교란시키는 독성 화학물질

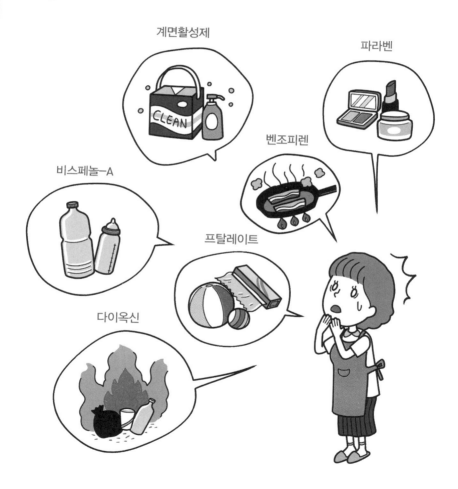

계면활성제

파라벤

벤조피렌

비스페놀-A

프탈레이트

다이옥신

환경호르몬은 '내분비계 교란 물질'로 다양한 경로로
체내에 들어와 원래의 호르몬과 합성하고 수용체와 결합한 후
호르몬의 신경전달 체계를 교란시킨다.
그 결과 생태계 자체에 영향을 미치는 것은 물론
다음 세대의 생식 기능에도 부정적인 영향을 끼친다.

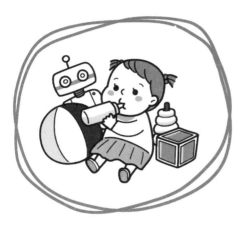

어린이의 장난감이나 학용품,
일상 생활용품에도
독성 화학물질인
프탈레이트와 비스페놀─A가
들어 있으니 부작용을 미리 알고
사용에 주의하자.

계면활성제는
체내에 이미 축적되어 있는
독성 화학물질과 섞여서
세포 속으로 흡수된다.
그 결과 암을 비롯한 각종
만성퇴행성 질환을 유발하고,
피부 노화도 동반한다.

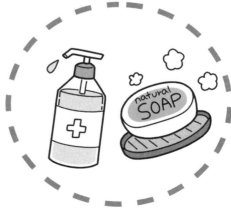

호르몬 보충요법,
매력적이나 위험할 수 있다

호르몬 균형이 유지된다면 건강에 이보다 더 좋은 일은 없다. 그러나 선천적으로 특정 호르몬이 부족하거나, 혹은 좀 더 많은 호르몬이 필요할 때, 나이가 들어 급격히 호르몬 분비가 줄어들 때가 있다. 이런 경우에는 약물이나 주사 등을 통해 인위적으로 호르몬을 투여하고 싶은 유혹을 받게 된다.

보충제나 주사 한 방으로 필요한 호르몬을 간편하고 빠르게 주입할 수 있다니, 그렇지 않아도 시간이 부족한 현대인의 눈엔 호르몬 보충요법이 꽤 매력적으로 보이는 것도 사실이다. 그러나 인위적인 시술은 부작용의 위험을 안고 있음을 명심해야 한다.

성장호르몬 보충요법 : 부작용도 따져보자

　요즘 부모들은 아이의 키에 상당히 관심이 많다. 키가 작으면 왜소해 보이고, 이로 인해 아이가 열등감을 가질 수 있기 때문이다. 부모 입장에서는 작은 키가 유전이라며 죄책감을 느끼기도 한다. 그래서 등장한 것이 '키 크는 주사'로 알려진 성장호르몬 주사이다. 최대 5cm 정도를 더 키워준다고 해 많은 부모가 선호한다.

　선천적으로 키가 자라지 않는 질병이 있다. 성염색체 이상에 따른 저신장증인 터너증후군, 염색체 이상에 따른 저신장증인 프래더-윌리증후군, 누난증후군, 자궁 내 성장 지연에 의한 저신장증 등이다. 이런 경우에는 호르몬 주사를 활용하면 어느 정도는 치유가 가능하다. 그러나 이런 질병이 없는데도 성장호르몬 주사를 맞는 것이 과연 득이 될지는 생각해볼 일이다.

■ 혈당 상승을 비롯한 부작용 많아

　일부 성인들은 갱년기 증상이 시작되면 일상의 다양한 불편함에서 벗어나기 위해 성장호르몬 주사를 맞기도 한다. 하지만 질병 치유가 아닌 이상, 인위적인 주사요법에는 부작용이 있음을 알아야 한다. 가장 대표적인 것이 혈당 상승이다. 성장호르몬에는 항인슐린 성분이 들어 있어 인슐린의 작용을 방해하고 혈당을 상승시킨다. 따라서 소아당뇨를 가진 아이는 이 주사를 맞으면 안 되고, 건강한 성인이라도 성장호르몬 주사를 맞았다면 피해를 최소화하기 위해 꾸준히 혈당 검사를 해야 한다.

고혈압, 심장 질환이 있는 경우 성장호르몬 주사는 체액의 흐름을 방해해 증상을 악화시킬 수 있으니 주의해야 한다. 알레르기, 복통, 갑상샘 기능 저하증, 시력 저하, 척추측만증 등도 생길 수 있다.

■ 매일 맞는 주사로 스트레스 상당해

무엇보다 성장호르몬 주사는 2년 이상 매일 주사를 맞아야 하기 때문에 상당한 스트레스가 뒤따른다. 하루도 빠지지 않고 주사를 맞는다는 것은 결코 쉬운 일이 아니며, 익숙해지더라도 주삿바늘의 고통에서 벗어날 수 없다. 시간이 흐를수록 성장 효과가 떨어져 용량을 더 올릴 수 있지만, 그러면 오남용의 위험성까지 커진다.

■ 생체나이를 낮추지만 노화 촉진과 수명 감소의 위험성 높아

성장호르몬 보충요법이 부작용만 있는 것은 아니다. 세계적인 의학지에 성장호르몬 보충요법에 대한 논문이 실렸는데, 성인의

경우 이미 노화가 진행되었더라도 호르몬 균형을 잡아주면 생체나이를 10~20년은 낮출 수 있다고 한다. 그중 가장 중요한 호르몬이 바로 성장호르몬이다. 이 발표로 성장호르몬 보충요법이 전 세계적으로 폭발적인 인기를 끌었다.

물론 성장호르몬을 주입하면 뚜렷한 개선 효과가 나타난다. 근육량이 증가하고, 지방이 줄며, 인지 기능이 향상된다. 혈압도 떨어지고, 심혈관 질환으로 사망할 확률 역시 2배나 낮아진다. 이외에도 갱년기 증상인 불면증, 우울증도 개선된다. 하지만 쥐를 대상으로 한 실험에서는 성장호르몬이 오히려 평균 수명을 감소시키며 암이나 노화를 촉진한다는 결과도 나왔다. 또 대체적으로 긍정적인 효과를 낸 실험도 6개월 이내의 단기 결과만 보여주었기에 장기적으로 사용했을 때 어떤 문제가 발생할지는 아무도 모른다.

미국 FDA는 성인의 성장호르몬 보충요법을 에이즈(AIDS)나 방사선치료로 인해 성장호르몬 결핍이 있을 때를 제외하고는 인정하지 않고 있다.[26] 이는 그 외의 사용에 대해서는 안전성을 보장할 수 없다는 의미이기도 하다.

성호르몬 보충요법 : 특정 질병이 있다면 위험하다

폐경기 여성을 위한 여성호르몬 보충요법도 있다. 주사를 맞거나 보충제를 먹거나 붙이는 방법이 사용된다.

전문가들은 폐경 후 여성들의 건강관리를 위한 인위적 여성호르몬 보충요법에 대체적으로 긍정적인 반응을 보인다. 이 보충요법이 유방암 발병 위험을 높일 수 있다지만, 심혈관 질환의 사망 위험을 비롯해 전체적인 사망률을 크게 줄이는 이점이 있다고 강조한다. 하지만 여기에 대한 의견이 분분하고 과장된 면도 있다.

건강한 사람이라면 크게 걱정하지 않아도 되지만 간 기능에 문제가 있거나 혈전증, 자궁내막염, 유방암을 앓는 경우에는 여성호르몬 보충요법을 받아서는 안 된다. 혈관에 문제가 있을 때는 동맥경화의 위험성도 있으니 60세 이후에는 가급적 받지 않는 것이 합병증 예방에 도움이 된다.

남성의 갱년기 치료를 위한 남성호르몬 보충요법도 있다. 테스토스테론 보충제를 복용해서 떨어진 남성호르몬을 높이면 우울감, 피로감, 무기력증 등의 증상을 비교적 빠르게 개선할 수 있지만 장기간 투여할 경우 건강에 악영향을 미칠 수 있다.

멜라토닌 보충요법 : 13주 이상 사용해서는 안 된다

멜라토닌 보충제는 병원에서 처방받고 약국에서 조제해준다. 복용하고 1~2시간 후부터 졸리기 시작해 8시간 정도 수면 효과가 있는 '멜라토닌 서방정'이 있다. 서방정은 일반적인 수면 사이클과 거의 일치하고 밤 10시경에 먹으면 다음날 6시까지 수면을 취할 수 있다. 의존성, 중독성이 없다고 알려졌지만 임산부나 간, 신장이 좋지 않은 사람은 복용해서는 안 된다. 복용을 했는데도 충분히 잠을 자지 못하면 우울감이 들고 무력감, 소화불량, 어지러움, 두통 등의 부작용이 생긴다. 두뇌가 보충제에 적응하면 멜라토닌을 분비하지 않기 때문에 최대 13주 복용 후 일시적으로 중단해야 한다.

다시 한 번 말하지만 호르몬 균형을 유지하는 방법은 그리 어렵지 않다. 흔히 말하는 일반적인 건강 원칙만 지키면 충분하다. 제대로 먹고 충분히 자기, 스트레스 줄이기, 일주일에 3~4회 운동하기만으로 호르몬 균형을 지킬 수 있다. 어쩔 수 없는 경우라면 인위적으로라도 보충을 해야겠지만, 그렇지 않다면 스스로의 노력으로 호르몬 균형을 유지하는 것이 최선의 방법이다.

참고 자료

1 이명선, 첫눈에 사랑에 빠지는 시간은 90초, 〈서울신문〉, 2015년 11월 17일

2 신경계, 네이버 지식백과

3 권대익, 아! 이게 다 호르몬 때문이었어, 〈한국일보〉, 2015년 1월 17일

4 이병문, 드라마 보며 우는 남편… 호르몬부터 체크하세요, 〈매일경제〉,
  2014년 12월 17일

5 신봉석, 남성호르몬에 대해 잘 몰랐던 이야기, 〈헬스경향〉, 2014년 4월 7일

6 한희준, 젊은 여성도 살찌면 여성호르몬 분비 감소, 〈헬스조선〉,
  2015년 5월 27일

7 정수덕, 갱년기 여성, 고혈압 주의보… 챙겨 먹어야 할 이것, 〈중앙일보〉,
  2017년 11월 23일

8 권선미, 여성의 몸에 남성호르몬이 필요한 이유, 삼성서울병원 홈페이지

9 소수정, 여성호르몬 세례 받아야 진짜 남자돼, 코메디닷컴, 2009년 10월 5일

10 한동하, 성장호르몬, 꼭 밤 11시 돼야 분비되는 건 아니다, 〈헬스경향〉,
   2019년 2월 25일

11 김동우, 노화 예방, 삶의 질을 결정하는 욕망의 열쇠 성장호르몬, 〈일간 NTN〉,
   2015년 11월 17일

12 이해나, 혈당 떨어뜨리려면 허벅지 두께 늘리세요, 〈헬스조선〉,
   2019년 12월 18일

13 김수진, 갑상선암, 정말 착하기만 할까?, 〈헬스조선〉, 2017년 1월 31일

14 이성규, 취객을 단숨에 진정시킨 호르몬, 〈사이언스타임즈〉, 2019년 2월 25일

15 한성간, 사랑의 호르몬 옥시토신, 이명에 효과, 〈연합뉴스〉, 2016년 9월 26일

16 김경미, 행복의 호르몬, 옥시토신 늘리는 방법, 미래에셋자산운용 블로그,
    2018년 8월 29일

17 한진규, 잠을 못 자면 식욕이 증가한다, 〈헬스조선〉, 2013년 11월 29일

18 안종주, 렙틴을 알면 비만 두렵지 않아, 〈사이언스타임즈〉, 2016년 3월 30일

19 아드레날린은 활동과 행동을 위한 호르몬, 〈원더풀마인드〉, 2019년 11월 4일

20 이용재, 스마트폰, 수명 갉아 먹는다, 스트레스 호르몬 영향, 코메디닷컴,
    2019년 4월 26일

21 권순일, 죽음 직전, 뇌에선 무슨 일이 일어날까, 코메디닷컴,
    2015년 4월 11일

22 황세희, 엔도르핀은 마약 같은 것 너무 많으면 중독 위험, 〈중앙일보〉,
    1996년 7월 1일

23 이해나, 도파민 역할… 부족하면 생기는 중증 질병은?, 〈헬스조선〉,
    2014년 1월 15일

24 임다은, 호르몬 균형 있게 분비시키는 생활습관, 〈헬스조선〉, 2017년 9월 7일

25 박태진, 스트레스엔 '햇빛 20분', 마약 같은 효과 있다, 참여와 혁신,
    2014년 7월 1일

26 이금숙, 노화 방지 위한 성장호르몬, 효과는?, 〈헬스조선〉, 2010년 7월 19일

늙지 않고, 살찌지 않고, 병 걸리지 않는 비법
호르몬 건강법

초판 1쇄 인쇄 2021년 9월 16일
초판 1쇄 발행 2021년 9월 23일

감　수 이석
지은이 전나무숲
펴낸이 강효림

기획 · 정리 이남훈
편집 곽도경
디자인 채지연
일러스트 주영란
마케팅 김용우

용지 한서지업(주)
인쇄 한영문화사

펴낸곳 도서출판 전나무숲 檜林
출판등록 1994년 7월 15일 · 제10-1008호
주소 03961 서울시 마포구 방울내로 75, 2층
전화 02-322-7128
팩스 02-325-0944
홈페이지 www.firforest.co.kr
이메일 forest@firforest.co.kr

ISBN 979-11-88544-75-2(13510)

전나무숲 건강편지를
매일 아침, e-mail로 만나세요!

전나무숲 건강편지는 매일 아침 유익한 건강 정보를 담아 회원들의 이메일로
배달됩니다. 매일 아침 30초 투자로 하루의 건강 비타민을 톡톡히 챙기세요.
도서출판 전나무숲의 네이버 블로그에는 전나무숲 건강편지 전편이 차곡차곡
정리되어 있어 언제든 필요한 내용을 찾아볼 수 있습니다.

http://blog.naver.com/firforest

 '전나무숲 건강편지'를 메일로 받는 방법
forest@firforest.co.kr로 이름과 이메일 주소를 보내주세요.
다음 날부터 매일 아침 건강편지가 배달됩니다.

유익한 건강 정보,
이젠 쉽고 재미있게 읽으세요!

도서출판 전나무숲의 티스토리에서는 스토리텔링 방식으로 건강 정보를
제공합니다. 누구나 쉽고 재미있게 읽을 수 있도록 구성해, 읽다 보면 자연스럽게
소중한 건강 정보를 얻을 수 있습니다.

http://firforest.tistory.com

스마트폰으로 전나무숲을 만나는 방법

네이버 블로그   다음 블로그